Schnell & einfach – ein idealer Einstieg

Seit über 25 Jahren hat sich die Milde Ableitungsdiät an Millionen von F.X. Mayr-Freunden als hochwirksame und beliebte Heilkost bewährt. Das Buch Milde Ableitungsdiät liegt heute schon in der 15. Auflage vor und stellt mit seinen wohltuenden und wohlschmeckenden Kochrezepten eine solide Grundlage für eine allgemein verwendbare, gesundheitsfördernde Ernährungsweise dar. In zahlreichen Sanatorien und Mayr-Kurhäusern wurde diese Kostform aufgrund ihrer besonders günstigen Resultate und ihrer Beliebtheit in das Dauerprogramm aufgenommen.

Es ist allerdings angenehmer und viel bequemer, sich in einem Gesundheitszentrum mit einer solchen Heilkost verköstigen und verwöhnen zu lassen, als sich diese Tag für Tag in der eigenen Küche zubereiten zu müssen. Leider kann es sich heute die überwiegende Mehrzahl all derer, die eine Kur mit der Milden Ableitungsdiät nötig hätten, schon aus zeitlichen Gründen nicht leisten, sich für mehrere Wochen in ein solches Gesundheitszentrum zurückzuziehen. Sie müssen sich die Milde Ableitungsdiät (MAD) selbst zubereiten. Deshalb wird der Ruf der berufstätigen Kur-Fans nach einer möglichst einfachen und schnellen Küche im Sinne der MAD immer lauter. Besonders groß erwies sich der Bedarf bei allen Kurbedürftigen, die zum ersten Mal die MAD durchführen wollten. Ganz besonders wünschen sie sich eine Schnell-Variante für Einsteiger, um von Anfang an die MAD schnell & einfach praktizieren zu können.

Das Ziel der MAD schnell & einfach ist auch, trotz allem Stress im Leben Energie zu sparen und die Vitalität und Gesamtgesundheit nachhaltig zu verbessern.

Milde Ableitungsdiät schnell & einfach

Was ist MAD schnell & einfach?

Die MAD schnell & einfach ist eine Variante der bewährten und besonders leicht bekömmlichen MAD. In dieser Variante werden anstelle mancher, dem Anfänger oft etwas kompliziert erscheinende Kochrezepte besonders leicht und einfach herstellbare Gerichte angeboten. Dabei stehen etliche neue Basis- oder Grundrezepte im Vordergrund, mit denen sich durch einige wenige Zutaten immer wieder andere Gerichte zubereiten lassen. Dies macht sowohl die Zubereitung als auch das Essen zum Vergnügen!

Ein Großteil der neuen Grundrezepte kann – falls erforderlich – vorgekocht und erst am nächsten oder übernächsten Tag verwendet werden. Dies entlastet in der Küche. Damit und mit anderen küchentechnischen Hinweisen lohnt sich schon bald der Einstieg in die MAD schnell & einfach und zeigt sich gesundheitlich in mehr innerer Leichtigkeit, Freiheit und Vitalität.

Für wen ist die MAD schnell & einfach geeignet?

Die MAD schnell & einfach ist geschaffen für alle Menschen von Klein bis Groß, von Jung bis Alt. Sie wird im Rahmen der leicht durchführbaren Kurmaßnahmen der Milden Ableitung meist ein bis zwei (oder drei) Monate durchgeführt. Diese Diät geht bei der überwiegenden Mehrzahl aller Regenerationsbedürftigen, Stoffwechsel- und Risikobelasteten mit bald spürbarer Erleichterung, Entlastung und grundlegender Besserung einher. Sie dient auch allen noch gesunden, aber gestressten Personen zur Vorbeugung und für ein besseres Befinden und einen leichten Übergang in eine gesunde, neu orientierte Dauerkost.

Besonders wichtig ist die MAD schnell & einfach für Menschen, die im harten Berufsleben stehen und sich zu selten Urlaub oder besser eine Kur zugestehen. Bei ihnen muss alles schnell gehen. Deshalb wollen sie rechtzeitig etwas wirklich Gutes für ihre Gesundheit unternehmen, bevor sie von einem Herzinfarkt oder anderen schwerwiegenden Erkrankungen heimgesucht werden.

Wie wird die MAD schnell & einfach zubereitet?

Die MAD schnell & einfach ist der Natur des heutigen Menschen gemäß und entspricht seinen Bedürfnissen. Sie wird ohne Chemie und Geschmacksverstärker hergestellt und sorgt dafür, dass die Wertstoffe der Lebensmittel möglichst erhalten bleiben. Es wird eine geänderte, verbesserte und vereinfachte Küchentechnik angewendet, die sozusagen ein Kleines Einmaleins für eine neue Küchenpraxis darstellt.

Ist die Kombination mit Kurmaßnahmen immer nötig?

Verständlicherweise haben manche Leser das Bedürfnis, lediglich die Kochrezepte der MAD schnell & einfach kennen zu lernen und auszuprobieren. Die meisten, die sich eine Weile mit der MAD verköstigen, werden bald bemerken, dass sie sich wesentlich wohler und freier fühlen, sobald sie die unterstützenden Kurmaßnahmen hinzufügen. Daher wird auch die MAD schnell & einfach vorteilhaft von Anfang an mit den natürlichen, einfachen Kurmöglichkeiten kombiniert. Erst dadurch kommt es zur vollen Heilwirkung der Diät, zur inneren Reinigung und zu den erfreulichen Regenerationswirkungen an Körper und Seele.

Die Ableitungsdiät dient – wie schon der Name sagt – der wohltuenden Aus- und Ableitung des Abgelagerten, Verbrauchten, Überalterten und Schadhaften aus dem Körper. Sie ist keine Dauerkost, sondern eine reinigende Heildiät, deren beste Wirkung erst durch die Kombination mit natürlichen Kurmaßnahmen zustande kommt.

Was muss ich von Anfang an wissen?

Mit Recht wird gesagt: „Gesundheit ist ein Geschenk, das man sich selbst machen muss" und: „Gesundheit beginnt im Bauch". Im Verlaufe oder spätestens nach Ihrer Milden Ableitungskur werden Sie die Berechtigung dieses zweiten, sehr ungewöhnlichen Satzes an sich selbst, an Körper und Seele erfahren.

Eine der umfassendsten und bewährtesten Methoden zur Verbesserung der Gesamtgesundheit, der grundlegenden Erneuerung des Menschen und besonders seine Gesundung aus dem Bauch heraus stellen richtig (!) durchgeführte Heilfastenkuren dar. Der österreichische Arzt Dr. Franz Xaver Mayr (1875–1965) hat dazu eine revolutionäre, auch für die Bedürfnisse vieler Berufstätiger abgewandelte Kur mit strenger Intensität geschaffen. Mit dieser heute weltweit bekannten und berühmten Mayr-Kur lassen sich die gleich guten Resultate erzielen wie mit totalem Fasten. Man hat diese Mayr-Kuren auch als „**Heilfasten ohne zu fasten**" bezeichnet. In diesem Sinne ist die Milde Ableitungskur das „mildeste Heilfasten ohne zu fasten".

Wie ist die Milde Ableitungsdiät entstanden?

Seit dem Tod von F.X. Mayr hat sich der allgemeine Gesundheitszustand der meisten so genannten Wohlstandsbürger zunehmend verschlechtert. Das Leben in den Industrieländern wurde immer hektischer, die Stressbedrängung immer stärker und die Umweltbelastung immer schlimmer. Auch die schleichenden Zivilisationsleiden haben sich enorm verbreitet. Die so genannten Gesunden sind – genau besehen – meist nur Scheingesunde, und die vielen Gebrechlichen und Kranken werden oft durch mehrere, manchmal sogar durch zahlreiche verschiedene Leiden gleichzeitig geplagt.

- Der durchschnittliche Wohlstandsbürger benötigt heute dringender als je zuvor eine innere Reinigung, Entgiftung und Entschlackung.

Bei klassischen Mayr-Kuren treten oft so starke Entgiftungsreaktionen auf, dass sehr oft, vor allem bei Berufstätigen, noch mildere Kurformen empfohlen werden müssen. Aus diesen Erfahrungen heraus haben die Verfasser eine noch sanftere Kur- und Diätform entwickelt, die **Milde Ableitungskur** und **Milde Ableitungsdiät**.

Auch die Milde Ableitung führt – wenn auch etwas langsamer – zu den gleichen, sehr guten und positiven Therapie-Ergebnissen. Sie verläuft aber wesentlich ärmer an Entgiftungsreaktionen und lässt sich für die meisten Berufstätigen viel leichter, wenn nicht überhaupt ganz problemlos durchführen.

Wozu dient die MAD schnell & einfach?

Als die mildeste Variante einer Heilfasten- und Diätkur im Sinne F.X. Mayrs sorgt die Milde Ableitungskur für

Schonung, Entlastung und **Regeneration** aller Verdauungsorgane. Schonung ist notwendig und heilsam, weil beim heutigen Zivilisationsbürger die Verdauungsorgane, insbesondere der Darm, mehr oder weniger funktionsgeschwächt, oft degeneriert und durch die übliche Fehlernährung geschädigt sind.

■ **Merke**: Fehlernährung führt immer zur Fehlverdauung.

Die Schonung erfolgt durch die besonders zubereitete MAD sowie durch die spezielle Esskultur nach Mayr, die später noch beschrieben wird.
Außerdem dient die Ableitungskur zur

Reinigung und **Entschlackung** des üblicherweise an verschiedenen Stellen verunreinigten Darmkanals, in dem sich oft schon jahrelang Speise- und Kotreste mit zersetzenden Gärungs- und Fäulnisgiften eingelagert haben.
Die Säuberung erfolgt durch die tägliche Darmberieselung mit den durchspülenden Bitterwässern. Dabei kommt es meist zu missfarbigen Darmausscheidungen und Abgang übel riechender Schlacken. Verständlich, dass danach ein inneres Reinheits- und Befreiungsgefühl empfunden wird. Schließlich erwacht auch die ermüdete Selbstreinigungskraft der Gedärme. Sie ist dann in der Lage, eine neuerliche Verschmutzung der Darm-Innenwände zu verhindern.
Schließlich sorgt die Milde Ableitung auch für

Schulung, Wiederertüchtigung und **Training** der Verdauungsorgane und des darin befindlichen Immunsystems.

Alle diese Heilvorgänge bewirken insgesamt eine grundlegende Gesundheitsverbesserung des gesamten Organismus. Dies entspricht der alten Erkenntnis:

■ Kranker Darm ➡ krankes Blut ➡ kranker Mensch.

Und umgekehrt:

■ Gesünderer Darm ➨ gesünderes Blut ➨ gesünderer Mensch.

Diese Zusammenhänge machen verständlich, welche Heilwirkung die Milde Ableitungskur besitzt.

Die Heilanzeigen der Milden Ableitungskur

An erster Stelle steht die – möglichst rechtzeitig – erfolgende

Vorbeugung und **Verhütung** von Krankheiten und Leiden. Damit stehen die folgenden Vorgänge, die sich während der Kur im Organismus abspielen, in engstem Zusammenhang:
Entgiftung, Entschlackung und **Entsäuerung** von Darm, Körpersäften und -geweben.

In der Folge kommt es zur

Verbesserung der Gesamtgesundheit. Hand in Hand entsteht damit:
Stärkung der Abwehrkraft und des Immunsystems sowie
Verbesserung bis Heilung der verschiedensten Beschwerden, Zivilisationskrankheiten, Gebrechen und Leiden. Zu diesen zählen insbesondere:

- Verdauungsstörungen aller Art, Verstopfung, Durchfallneigung, Blähsucht, Völlegefühl, Magen-, Leber-, Gallenleiden,
- Übergewicht und alle Risikofaktoren, erhöhte Blutwerte,
- Wirbelsäulen-, Bandscheiben-, Gelenkbeschwerden,
- Verschlackungsfolgen, Weichteilrheuma, Zellulitis, rheumatische Ablagerungsprozesse, Gicht, unreine Haut, schlechte Körpergerüche,
- Kopfschmerzen, Migräne, vegetative und psychosomatische Störungen,
- vorzeitige Alterungsprozesse, Leistungsabfall, Überforderungssymptome, Erschöpfungszustände.

Welche Richtlinien gelten für die MAD schnell & einfach?

Die erste und wichtigste Richtlinie heißt Schonung und Entlastung der Verdauungsorgane. Je weniger Sie Ihre Verdauungsorgane während dieser Kur belasten, desto eher können sich diese Organe erholen, Kraft gewinnen und gesunden. Sie werden sich dann Schritt für Schritt von abgelagerten Schadstoffen und giftigen Rückständen befreien und Ihren Organismus sanft und heilsam erneuern. Hierbei helfen Ihnen die folgenden grundsätzlichen Richtlinien unserer MAD schnell & einfach:

Jede Mahlzeit wirkt umso verdauungsschonender, bekömmlicher und heilsamer,

- je einfacher Sie den Kostenplan erstellen. Die einfachste Speisenauswahl ist in der ersten Zeit der Kur die günstigste;
- je verträglicher = je leichter verdaulich die von Ihnen ausgewählten Lebensmittel sind;
- je ungemischter Sie auftischen. Mehrere verschiedene Nahrungsmittel in einer Mahlzeit sind schwerer verdaulich als eines allein;
- je besser Sie sich bei der Zubereitung an die empfohlene Küchentechnik und an die Kochrezepte der MAD halten. Beachten Sie bitte: **Die Verdauung beginnt schon in der Küche**;
- je gründlicher Sie jeden Bissen in der Mundhöhle „vor"verdauen. Dazu gehört die später beschriebene „Esskultur nach Mayr". Der Kurerfolg hängt weitgehend vom Training des Kauens, Zermahlens und Einspeichelns jedes Bissens ab;
- je bescheidener Sie sich in der Menge der Nahrungszufuhr verhalten. Jedes Zuviel an zugeführter Kost belastet die Verdauungsorgane. Es beweist auch, dass Sie die Esskultur nach Mayr noch nicht sorgfältig genug durchführen. Nur wer es richtig macht, wird rechtzeitig und lang anhaltend satt. Er kann dann weder zu viel noch zu oft essen;
- je besser Sie die Verträglichkeit jeder Speise beachten lernen – die Esskultur nach Mayr immer vorausgesetzt –, desto eher lernen Sie Ihre persönliche Heildiät und deren langsame Erweiterung kennen.

Bitte beachten Sie:
Was zu angenehmer Leichtigkeit und Wohlbefinden nach dem Essen führt, das ist für Sie besonders geeignet. Was hingegen Müdigkeit nach dem Essen, Schwere- bis Völlegefühl zur Folge hat oder was Luftaufstoßen, Blähungen und andere Unannehmlichkeiten mit sich bringt, das sollte – zumindest vorerst – total gemieden werden.

Während der Kur können Sie die Signale und Botschaften aus dem Bauch gut kennen lernen, was dann später, nach der Kur, für Ihre Dauerernährung sehr wertvoll ist.

- Zwischenmahlzeiten und Naschereien – auch nur die kleinsten Bissen – stören die ablaufenden Regenerationsvorgänge. Sie sind völlig zu meiden.
- Da abends die Verdauungssäfte weitgehend ruhen, darf abends nur ein Heilkräutertee und bei Bedarf eine Kursemmel (siehe später) – richtig gekaut – eingenommen werden. Hier gilt die fernöstliche Weisheit: *Das Abendessen schenke deinem Feind!*

Je besser Sie diese und die küchentechnischen Richtlinien beachten, desto rascher werden Sie sich wohler, leichter, unbeschwerter und gesünder fühlen. Sie brauchen aber auch Verständnis für den folgenden logischen Kurablauf:

Je besser Ihr Gesundheitszustand zu Beginn der Kur ist, desto rascher werden Sie erfreuliche Auswirkungen feststellen können. Je stärker Sie zuvor gesundheitlich beeinträchtigt waren, desto mehr Zeit benötigt Ihr Organismus, um sich zu regenerieren und Ihnen das erwünschte erfreuliche Resultat schenken zu können. Dabei sind Beratung und Behandlung durch einen Mayr-Arzt besonders wichtig.

Gliederung der MAD und der MAD schnell & einfach

Sowohl die im Grundlagenbuch dargestellte MAD als auch die MAD schnell & einfach sind in drei Stufen gegliedert. Die erste Stufe, die MAD 1, besteht aus den am leichtest verdaulichen Speisen. Je besser Sie diese verkauen, desto wirksamer sind sie und desto länger hält die Sättigung an. Die zweite und danach die dritte Stufe, MAD 2 und 3, weisen jeweils etwas weniger leicht verdauliche Kost- und Zubereitungsarten auf.

In der MAD schnell & einfach finden Sie zahlreiche Grundrezepte wie Basensuppen, Getreidegerichte, Kartoffel-, Mais-, Reis- und Gemüsegerichte sowie Fisch- und Fleischspeisen und anderes mehr. Diese Grundrezepte entsprechen alle der MAD 1. Jedes dieser Rezepte besitzt verschiedene ergänzende Abwandlungen. Diese sind systematisch nach den ihnen entsprechenden MAD-Stufen aufgebaut und entsprechend gekennzeichnet.

Nach den ersten zehn Tagen der MAD schnell & einfach können Sie sich mittags – falls erwünscht – bereits auch mit den Gerichten der MAD 1 aus dem Grundlagenbuch Milde Ableitungsdiät verköstigen. Es wird Ihnen schneller und leichter gelingen, wenn Sie bis dahin schon alle küchentechnischen Voraussetzungen dafür aus der MAD schnell & einfach erlernt haben.

Auch für Patienten der klassischen Mayr-Kuren geht die Kurausleitung stets systematisch über die drei Ableitungsstufen bis hin zur gesunden Dauerkost.

> Das Langzeitziel aller Fasten- und Ableitungskuren besteht nicht nur aus der bestmöglichen Entschlackung und Regeneration des ganzen Menschen, sondern auch aus dem Übergang in eine gesündere, neu orientierte Ernährungsweise.

Der Rückfall in den „alten Schlendrian“, der zuvor schon die Gesundheit mehr oder weniger belastet bis untergraben hat, soll vermieden werden. Stattdessen heißt die Aufgabe, die künftige Speisenauswahl, die Küchentechnik, die Kostzusammenstellung nach dem Säure-Basen-Prinzip und die gesamte Ernährungsweise gezielt gesundheitsfördernd zu gestalten.

Das Erlernen der einfachen Küchentechnik der MAD schnell & einfach im Verein mit den im Grundlagenbuch dargestellten Richtlinien liefert dafür eine solide Basis. Beides hilft, das Ernährungsgeschehen – vom Einkauf über die Küchenpraxis bis zur Ausscheidung am „stillen Örtchen" – **im Sinne echter Gesundheitspflege** optimal zu regeln.

Was tun bei Hunger?

Zunächst muss man unterscheiden zwischen Hunger und dem Verlangen des verwöhnten Gaumens nach besonderen Gaumenfreuden. Dieser falsche Hunger – oder „Gusto" – verdient allerdings eine „strenge Hand", denn gerade während einer die Ernährungsweise ordnenden Kur darf der Bauch nicht der „Boss" über den Menschen sein; hier hat der Mensch endlich die heilsame Gelegenheit, sich selbst als Boss über seinen Bauch zu beweisen. Sogar beim strengem Fasten heißt es: „Wer hungert, der fastet nicht – und wer richtig fastet, hungert nicht". Das bedeutet: Wer den freiwilligen Entschluss zum Fasten gefasst hat, wird während des Fastens kein Hungergefühl wahrnehmen. Wer aber nur halbherzig versucht zu fasten, der wird Probleme bekommen. Die persönliche Einstellung entscheidet.

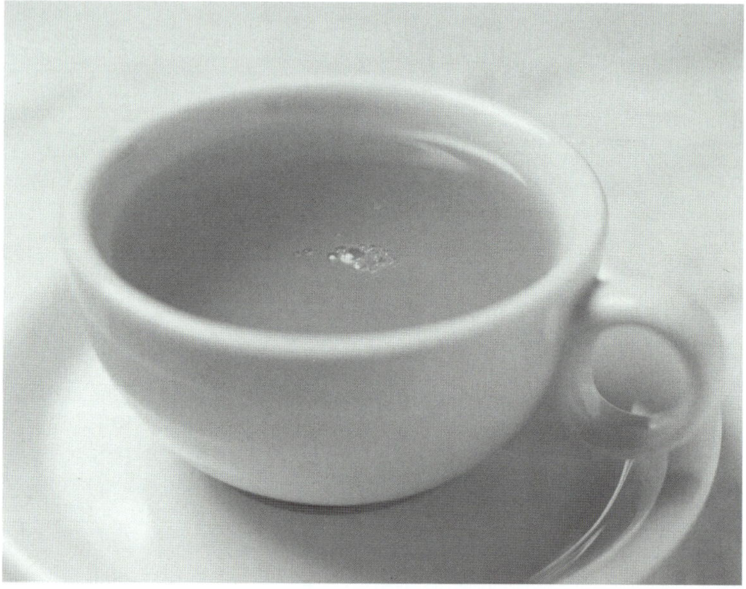

Erfahrungsgemäß kann zu Beginn der Milden Ableitungskur tagsüber gelegentlich ein Hungergefühl auftreten. In diesem Fall soll man

- reichlich heißen Kräutertee oder kaltes Wasser trinken. Oft wird damit das Hungergefühl gestillt. Wenn nicht,
- eine Kursemmel oder einen Kurfladen (Rezept Seite 61/62) langsam und gründlichst gekaut verzehren. Das wird genügen.

Wenn beides nicht genügt, dann leidet man nicht an Hunger, sondern an einem gänzlich verwöhnten Gaumen. Hier ist dann nur Strenge mit sich selbst hilfreich und heilsam!
Bei Hungergefühl außerhalb der Mahlzeiten sollte man sich außerdem fragen, ob man die letzte Mahlzeit wirklich im Sinne der „Esskultur nach Mayr" (siehe Seite 27) verzehrt hat. Höchstwahrscheinlich ist das dann nicht der Fall, da diese Esskultur eine lang anhaltende Sättigung verschafft.

Tee löffelweise einnehmen
Der für den Abend empfohlene Kräutertee mit etwas Honig sollte während der Kur immer löffelweise eingenommen werden. Auf diese Weise verschafft er ein leichtes Sättigungsgefühl. Wird der Tee schnell getrunken, ist er appetitanregend. Auch die dazu empfohlene Kursemmel oder der Fladen führt zu leichter Sättigung. Der Schlaf wird dann durch den nicht überfüllten Magen tief und erholsam.

Welche Nahrungsmittel sind während der MAD schnell & einfach strikt zu meiden?

Rohkost in jeder Form
Obst, Gemüse, Obstkonserven, Kompott, Fruchtsäfte, rohes Gemüse und Säfte, Salate.
Es besteht die Gefahr von Gärungsprozessen mit Gärgiftbildung. Dadurch werden die Heilvorgänge gestört bis verhindert.

Zellulosereiche Kost
Dunkle Brote, Vollkorngerichte, schwer verdauliches Gemüse wie Kraut, Hülsenfrüchte, Zwiebeln, Knoblauch.
Alle faserstoffhaltigen Lebensmittel üben auf die sich in der Kur erneuernden Schleimhäute einen kratzend-verletzenden und oft Schmerz auslösenden Effekt aus. Die Zellregeneration wird behindert.

Fettreiche Speisen
Schweineprodukte, Würste, Eingebranntes, Gebackenes, gehärtete raffinierte Fette und Öle, Mayonnaise belasten Leber- und Galle. Alle Fehler der Diät wirken in der Kur um ein Vielfaches stärker und können so leicht zu Gallenkoliken führen.
Ausnahme: Ab MAD 2 bescheiden erlaubt: kaltgepresste Pflanzenöle, Butter.

Zucker und Süßigkeiten in jeder Form
Zucker, auch brauner Zucker, Fruchtzucker, Konditorwaren und Süßigkeiten wirken gärungsfördernd im Darm. Gärung bedeutet die Bildung von Säuren und Fuselalkoholen. Sie belastet Stoffwechsel und Leber.
Erlaubt: 1–2 Teelöffel Honig im Abendtee (falls gut vertragen).

Bohnenkaffee
Auch koffeinfreier Kaffee, alle Industrie-Getränke, Cola, Limonade, Alkohol belasten Leber, Magen, Nieren; zudem führen sie zu Säurebelastung.
Empfohlen: gutes Trinkwasser, Mild-Kräutertee, Malzkaffee.

Was sonst noch gemieden werden soll

Da es sich um eine Schonkur handelt, soll der Tagesablauf möglichst schonend und nicht anstrengend sein. Soweit es sich ermöglichen lässt, meiden Sie während der Kur

Übermüdung, Überforderung und **Stressbelastung**

Spätes Schlafengehen. Der Schlaf vor Mitternacht ist der erholsamste Schlaf. Daher ist möglichst frühzeitiges Zubettgehen zu empfehlen. Eine heiße, mit einem feuchten Tuch umwickelte Wärmflasche fördert die Durchblutung von Darm und Leber. Wenn möglich, schlafen Sie damit – als „Hausfreund auf dem Bauch" – angenehm ein und befreien sich davon, sobald es Ihnen lästig wird.

- Die Wärmflasche darf während der monatlichen Blutung und bei Schwangerschaft nicht genommen werden!

Medikamente. Beraten Sie sich mit dem Mayr-Arzt, ob und welche Medikamente während der Kur zu meiden sind oder ob Sie diese weiter einnehmen sollen. Geeignete Homöopathika können den Kurverlauf unterstützen, ihre Einnahme sollte aber ebenfalls mit dem Arzt besprochen werden. Medikamente wie die „Pille" sollen nur in mehrstündigem Abstand zur Bittersalz-Einnahme zugeführt werden, da sie sonst nicht so verlässlich wirken.

Nikotin. Eine Entgiftungskur wie die Ableitungskur sollte nicht mit einer Giftzufuhr, welcher Art auch immer, kombiniert werden. Während der Kur schmecken Zigaretten viel weniger und erzeugen oft sogar ein deutliches Ekelgefühl. Nutzen Sie die Chance zur Entwöhnung, sie fällt während der Kur viel leichter. Verwenden Sie immer wieder die Autosuggestion: *Der Geschmáck von Tabák stößt mich áb* (Betonung auf dem gekennzeichneten á). Wenn Ihnen aber die Abstinenz nicht gelingen sollte, reduzieren Sie die Menge und verwenden eine mildere Marke. Auf alle Fälle sollten Sie mit Ihrem Mayr-Arzt darüber sprechen, er kann Ihnen vielleicht zusätzliche Hilfen geben.

Versuchen Sie eine Selbstdiagnose

Jeder Mensch sollte über seine Gesundheit ein wenig Bescheid wissen. Ein lohnender Anlass dafür ist der Tag, an dem Sie sich entschlossen haben, Ihre Gesundheit mit der natürlichen und nebenwirkungsfreien Milden Ableitungskur zu verbessern.

Kontrollieren Sie vorerst Ihr Gewicht und nehmen Sie dann Ihren Bauchumfang mit einem Messband in Nabelhöhe ab, eventuell auch an anderen prominenten Stellen. Bitte gleich mit dem Datum notieren.

Bei Kurende können Sie dann mit viel Vergnügen vergleichen, was Sie zustande gebracht haben. Schon nach wenigen Kurtagen zeigen sich sehr oft deutliche Verbesserungen: Der Hosenbund wird zu weit, der Gürtel muss enger geschnallt werden.

Noch wichtiger sind erkennbare Rückbildungen von Schädigungszeichen des Bauches. Diese Erfolgszeichen motivieren zum konsequenten Einhalten der Diät. Vergleichen Sie daher Ihren Bauch an folgenden Zeichen:

Der gesunde Bauch

Er ist klein und seitensymmetrisch. Er lässt sich überall leicht und tief eindrücken, ohne unangenehme Empfindungen auszulösen. Er zeigt ein schön geformtes Relief und unterscheidet sich deutlich von einer relieflosen kugelförmigen Bauchmasse.

Abbildung 1 zeigt das gesunde Bauchrelief. Dazu gehören:

- eine rillenförmige Vertiefung in der Bauchmitte, die vom Brustbein bis zum Nabel reicht (Medianrille)
- ein schmaler Rippenbogenwinkel
- die U-Delle ist eine Vertiefung, die in Form des Buchstabens „U“ von den Seiten und von unten her (knapp oberhalb des Schamhügels) die vom Dünndarm erzeugte Vorwölbung umgrenzt
- die schmale Taillierung
- die angedeutet sichtbaren Darmbeinstacheln
- Von der Seite betrachtet zeigt sich – wie auf Abb. 2 Figur 1 – die leichte Vorwölbung des Bauches durch den gesunden Dünndarm

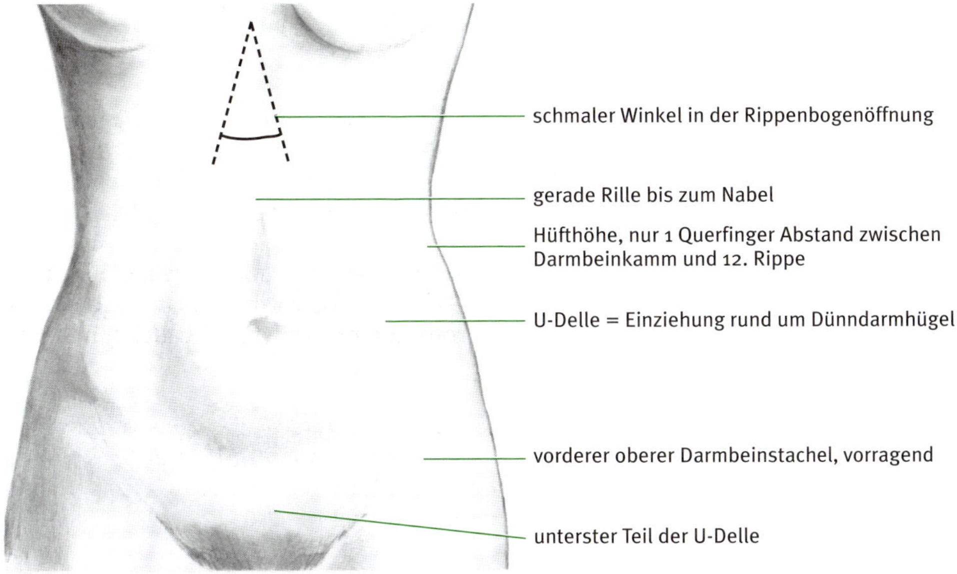

Abb. 1: Das Relief des gesunden Bauches

Der kranke Bauch

Er lässt je nach Art und Grad der Veränderungen der Gedärme unterschiedliche Formen erkennen.

Der Gasbauch

Da Gas leichter ist als Luft, erzeugen die prall mit Gas gefüllten Darmschlingen beim Stehen entsprechende Vorwölbungen, zunächst am Oberbauch. Im Extremfall kommt es zum kugelförmigen Gasbauch. In Abbildung 2 sehen wir an den Figuren 3 und 4 unterschiedliche Grade von Gasbäuchen.

Der Kotbauch

Sind die Gedärme vorwiegend mit Speise- und Kotresten angefüllt, die schwerer sind als Luft, so drängen sie nach unten und zeigen an Stehenden schlaffe Kotbäuche (siehe Abb. 2, Figuren 5 und 6). Das sind kleinere bis große Hängebäuche.

Die entzündlichen Kotbäuche wiederum bilden sich durch eine Reizung der Gedärme als Folge von giftigen Zersetzungsvorgän-

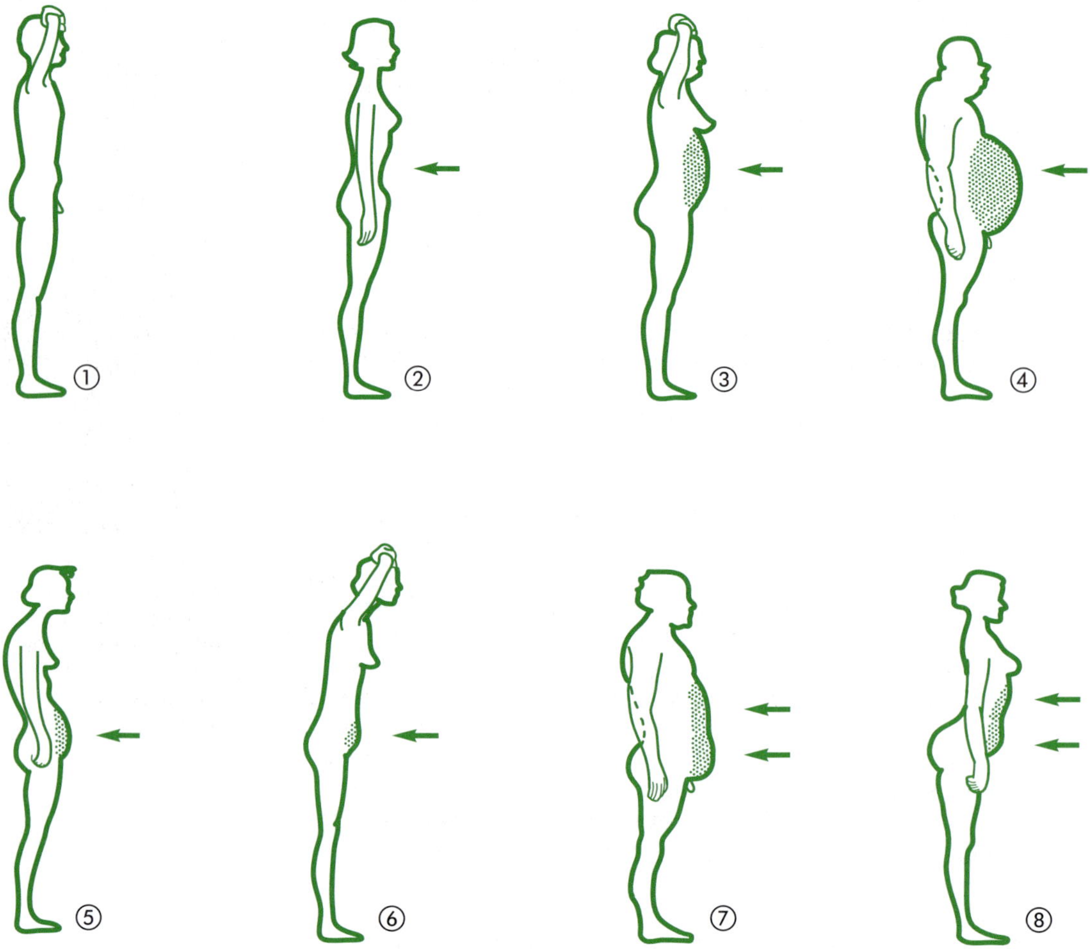

Abb. 2: Bauchformen nach Dr. Mayr:

1. Normalbauch
2. Entzündlicher Kahnbauch (eingezogen)
3. Eiförmiger Gasbauch (Oberbauch gewölbt)
4. Kugelförmiger Gasbauch (pralle Kugelform)
5. Schlaffer Kotbauch (Unterbauch gewölbt)
6. Entzündlicher Kotbauch (harter Spitzbauch)
7. Gas-Kotbauch (Mischform von 4. und 5.)
8. Entzündlicher Gas-Kotbauch (Mischung von 4. und 6.)

gen im Inneren. Dadurch entsteht ein Krampfzustand der befallenen Darmschlingen, der knapp unter dem Nabel zu einer harten, druckempfindlichen, spitzen Vorwölbung führt (Spitzbauch). In krassen Fällen sieht der Bauch wie der einer Schwangeren im 5. bis 6. Monat aus.

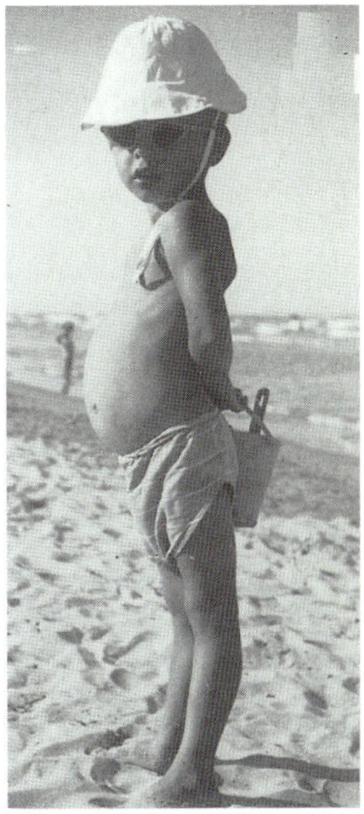

Abb. 3: Selbst bei Kleinkindern treten bei Fehlernährung (Süßigkeiten und ähnliches) häufig große Gasbäuche durch Darmgärung auf.

Der Kombinationsbauch

Bei ihm sind gleichzeitig beide Formen zu erkennen. Figur 7 stellt einen schlaffen Gas-Kotbauch dar, Figur 8 einen entzündlichen Kotbauch.

In entspannter Haltung vor dem Spiegel seitlich stehend, können Sie sich selbst die Diagnose stellen. Auch ein Foto vor Kurbeginn ist sehr hilfreich. Je besser Sie diagnostizieren, desto größer wird zum Kurende Ihre Freude über klare sicht- und messbare Verbesserungen in Richtung Gesundheit.

Im Zweifelsfall drücken Sie 2–3 cm unterhalb des Nabels tief in Ihre stärkste Bauchvorwölbung hinein. Falls sie den Druck als unangenehm empfinden, bestehen chronisch-entzündliche Belastungen im Dünndarmbereich. Der Mayr-Arzt findet diese bei nahezu jedem zweiten Durchschnittsbürger, auch wenn er sich noch so sehr seiner guten Gesundheit rühmen mag. In Wirklichkeit ist da eine schleichend verlaufende Untergrabung seines Zustandes bereits im Gange. Noch häufiger können Gasbäuche und Kombinationsbäuche festgestellt werden. Gehen Sie einmal an einen Badestrand oder in ein Schwimmbad, Sie werden die mächtigsten Gas- und Kotbäuche stolz vorbeipromenieren sehen! Zuletzt noch eine allerdings nur eingebildete Bauchform:

Der Fettbauch

Die meisten Korpulenten meinen, sie hätten „nur" einen Fettbauch. Fettbauch klingt auch appetitlicher als Kotbauch. Aber den reinen Fettbauch gibt es nur im Märchen, denn eine Fettschicht und eine Fettschürze allein können keine kugelförmige Bauchvorwölbung erzeugen. Die Fettschicht, und mag sie noch so dick sein, ist nur eine „Draufgabe" zu einer der oben angeführten Bauchformen.

Erleichterung der Kurdurchführung

Sie werden sich die Kur und das konsequente Durchhalten wesentlich erleichtern, wenn Sie den tiefen Sinn der Ihnen empfohlenen Richtlinien für Ihr weiteres Leben voll akzeptieren können. Daher ist es erforderlich, den Wert der neuen Küchentechnik, das Heilprinzip der MAD und den Zweck aller Kurmaßnahmen verstehen zu lernen. Erst eine ausreichende Information vermittelt Ihnen die zum Erfolg nötige volle Motivation.

Alle Varianten der modernen Mayr-Medizin bauen auf der Diagnostik nach Mayr auf. Dazu gehören auch absolutes Heilfasten und die Milde Ableitungsdiät. Sie zielen mithilfe der Heilprinzipien von **Schonung** = Erholung, **Säuberung** = Entschlackung und **Schulung** = Wiederertüchtigung der Organfunktionen auf eine grundlegende Verbesserung von Gesundheit und Lebensqualität.

Ärztliche Untersuchung, Beratung und Behandlung

Die Milde Ableitungskur mit der MAD hat ein breites Behandlungsspektrum. Dennoch kann sie nicht einfach wahllos und unkontrolliert durchgeführt werden. Die Heilprinzipien der Milden Ableitungskur stammen von den Fasten- und klassischen Mayr-Kuren ab. Diese hat man mit Recht als „königlichen Heilweg" und als „Operation ohne Messer" bezeichnet. Solche Begriffe wurden durch die oft als wunderbar gelobten Heilerfolge geprägt. Aber jedes besonders stark wirkende Heilmittel – und dazu gehört auch die Milde Ableitungskur – kann bei fehlerhaftem Gebrauch und bei Anwendung an dafür ungeeigneten Personen mehr schaden als nützen. Daher ist die ärztliche Beratung notwendig.

Der Mayr-Arzt

Der Mayr-Arzt hat eine Spezialausbildung in Diagnostik und Therapie nach Mayr erhalten und mehrere Mayr- und Ableitungskuren am eigenen Leib durchgeführt. (Eine Bezugsadresse der Liste von ausgebildeten Mayr-Ärzten finden Sie im Anhang.) Deshalb beherrscht er die Methode und kann Sie individuell beraten, ob Sie eine strengere oder mildere Kurform brauchen. Mit der Gesundheitsdiagnostik nach Mayr wird er feststellen:

Hautvitalität, Haltungsart, Bauchform, Verdauungsbefund, Verschlackungsgrad, humoraldiagnostische Zeichen, Herz-Kreislauf-Zustand und anderes mehr.

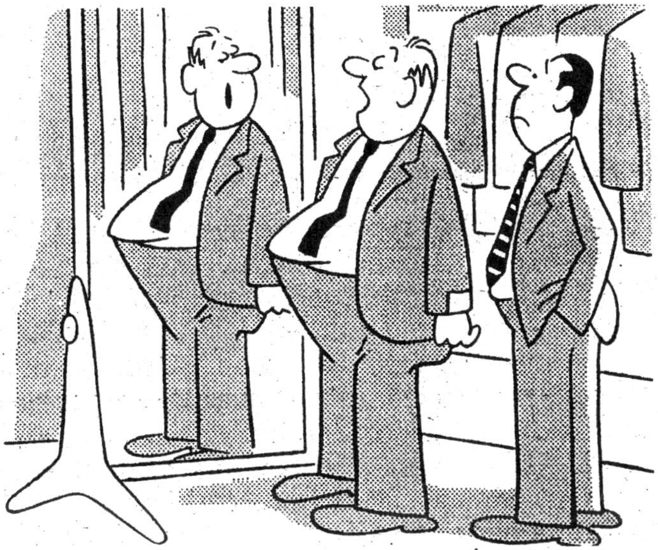

Abb. 4: „Die Jacke ist in Ordnung, nur mit der Hose stimmt etwas nicht." (Man sieht: „Es ist schon später, als du denkst!")

Sehr oft finden sich objektive Hinweise für Krankheitsvorstufen und bislang unbeachtete Schädigungszeichen. Für die meisten Menschen gilt das Wort: „Deine Gesundheit – das unbekannte Wesen" und nicht selten auch: „Es ist schon später, als du denkst!"

Ihr „Kurprogramm“

- Nehmen Sie morgens nüchtern 1/4 Liter warmes Wasser mit einem gestrichenen Teelöffel Bittersalz und 1 Teelöffel Basenpulver (siehe Seite 29) ein.
- Machen Sie anschließend Bewegungsübungen und duschen Sie danach heiß und auch kurz kalt.
- Nehmen Sie frühestens 1/2–3/4 Stunde nach der Salzberieselung der Gedärme das Ihnen empfohlene Frühstück der Milden Ableitungsdiät ein. Trainieren Sie dabei die Esskultur (siehe nächstes Kapitel).
- Falls möglich, machen Sie vor dem Mittagessen eine Entspannungspause. Oder besser noch: Legen Sie sich mit einer heißen Wärmflasche auf dem Bauch eine halbe Stunde (oder auch länger) nieder.
- Nehmen Sie das Ihnen empfohlene Mittagessen der MAD erst fünf Stunden nach dem Frühstück ein. Denken Sie dabei wieder an die Esskultur!
- Abends ist nur der empfohlene Kräutertee (evtl. mit einem Teelöffel Honig und etwas Orangensaft) löffelweise (!) einzunehmen. Dazu bei Bedarf eine Kursemmel oder einen Dinkelfladen (Rezept S. 61/62) „zelebrieren“.

Trinkkur: Tagsüber sind je nach Körpergewicht 2-3-4 Liter gutes Trinkwasser, stilles Mineralwasser und dünn gebrühter Kräutertee zu trinken (wichtig zur Ausleitung über die Nieren und Haut!).

Frühes Schlafengehen mit (feuchter) Wärme auf dem Bauch nach gründlichem Wechselduschen.

Besonders streng verboten sind: Bohnenkaffee, Zucker und Süßigkeiten, Rohkost, Alkohol, schwer verdauliche Speisen, Schweineprodukte, grobes Brot, Medikamente – außer die vom Arzt erlaubten.

- Essen Sie ausschließlich die Ihnen verordnete MAD!

Die Esskultur nach Mayr

Nehmen Sie sich im Rahmen Ihrer Möglichkeiten genügend Zeit für Ihr Frühstück und Ihr Mittagessen.

Nehmen Sie immer nur sehr kleine Bissen in den Mund. Kauen Sie und speicheln Sie jeden Bissen so lange ein, bis dessen Oberfläche so vergrößert ist, dass sie eine vielhundertfache Angriffsfläche für Ihre Verdauungssäfte bietet. Jeder Bissen soll so mithilfe des Speichels im Mund in eine Suppe umgewandelt werden. Mayr nannte das – nach dem bei Bergbauern früher üblichen Begriff – „süppeln", also „in Suppe verwandeln".

Als Hilfe können Sie auch Ihre Kauakte pro Bissen zählen. Der berühmte Horace Fletcher konnte als Schwerkranker allein damit alle seine Leiden völlig auskurieren. Er hat mit eiserner Disziplin jeden Bissen fünfzig- bis hundertmal durchgekaut und „versüppelt". Aber schon durch konsequentes 30- bis 50-maliges Kauen können auch Sie Ihre Verdauungsorgane ertüchtigen. Der Erfolg ist Ihnen sicher!

■ Nicht ohne Grund heißt es: „Gut gekaut ist halb verdaut!"

Die Esskultur nach Mayr verschafft Ihnen eine lang anhaltende Sättigung. Sollten Sie dennoch außerhalb der Essenszeiten ein echtes Hungergefühl verspüren – nicht den „Gusto" des verwöhnten Gaumens nach Abwechslung! –, dann gelingt Ihnen die Esskultur noch nicht ausreichend.

Ohne Esskultur bleibt der Erfolg immer aus, da ohne sie die Funktionsverbesserung der Speicheldrüsen und aller anderen Verdauungsdrüsen ausbleibt und außerdem ohne Esskultur auch zu viel gegessen wird.

Die im Rezeptteil angegebenen Mengen dienen als allgemeine Richtlinien zur Herstellung der Menüs. Bei richtigem Süppeln werden oft kleinere Mengen verzehrt. Lassen Sie sich dann nicht zum Weiteressen verleiten.

Genießen Sie das Essen jetzt auf die neue Art und Weise. Sie sollen von einem (möglicherweise ungehemmten) Vielesser zu einem Feinesser werden. So kommen Sie vom quantitativen zum qualitativen Genießen. Sie erleben eine neue Essbefriedigung und nach der Mahlzeit ein angenehmes Wohlgefühl . Ein nur halb gefüllter Bauch macht Kopf und Gemüt viel froher und freier als eine voll gestopfter.

Merke: Die Nahrungs- (und Kalorien-)Zufuhr muss in der Ableitung geringer sein als bei der üblichen Normalkost! Nur dann kommt es zum erwünschten Abbau der gefüllten Speicher und der Schlacken. Der Kurende ernährt sich jetzt auch von seinen Depots und braucht daher nur wenig Nahrungszufuhr.

Die Monotonie (Eintönigkeit in der Nahrungsauswahl)

Während die Zufuhr ständig anderer Köstlichkeiten das Essverlangen und den Appetit steigert und zur Nichtbeachtung der Esskultur verführt, lässt sich durch eine mäßige Monotonie eine zusätzliche wichtige Verdauungsschonung erzielen. Kosten Sie daher nicht gleich alle Angebote nacheinander aus, sondern wiederholen Sie häufiger das bisher gut Vertragene. In der MAD schnell & einfach wird die Monotonie vor allem beim Frühstück empfohlen. Suchen Sie sich von dem reichhaltigen Angebot das aus, was Sie am liebsten mögen. Wenn Sie damit zufrieden sind, bleiben Sie konsequent dabei. Anderenfalls wechseln Sie, bis Sie das Richtige gefunden haben, und bleiben dann dabei. Monotonie heilt!

Die Darmberieselung mit Bittersalz

Der erste Punkt des Kurprogramms betrifft das Bittersalz. In der empfohlenen Dosierung ist es **kein Abführmittel.** Es wirkt wie ein Spülungsmittel, das Wasser an sich bindet und damit den ganzen Verdauungskanal von oben nach unten spülend reinigt. Als Folge treten meist flüssig-breiige Darmentleerungen auf, die nicht durch das Bittersalz selbst bewirkt werden, sondern durch das daran gebundene Wasser. Diese tägliche Berieselung wird einige Wochen lang problemlos vertragen, soll danach aber nicht beibehalten werden, weil sie zur Verwöhnung des Darmes führen könnte.

Verwenden Sie nur die im Kurprogramm angegebene Dosierung. Die auf manchen Apothekenpackungen empfohlene Dosierung ist für die Kur viel zu hoch. Der Nachteil des Bittersalzes besteht in einem für manche Menschen unangenehmen, fad-bitteren Geschmack. Daher empfiehlt sich Folgendes:

- Lösen Sie das Bittersalz schon am Vorabend in einem 1/4-Liter-Glas mit wenig Wasser auf.
- Füllen Sie dann morgens das Glas mit heißem Wasser auf.
- Fügen Sie außerdem einige Tropfen Zitronensaft hinzu.

Dazu geben Sie zur Entsäuerung dem Bittersalz noch einen Teelöffel Basenpulver hinzu. Es verändert den Geschmack. Als Ersatz können Sie das F.X. Passagesalz (Apotheke) verwenden. Nehmen Sie zwei Teelöffel auf 1/4 Liter Wasser. Bei Durchfallneigung und für Kinder ist dieses Salz zu bevorzugen, allerdings in geringerer Dosis (1/2 bis 1 Teelöffel Salz auf 1/4 Liter Wasser).

Die Darmberieselung selbst reizt die Gedärme nicht. Wenn aber als Folge der Berieselung altabgelagerte giftige Schlackenstoffe freigesetzt und zu Ausscheidung gebracht werden, können diese After und Schleimhäute vorübergehend reizen. Dies ist nur ein Beweis für die Dringlichkeit der Kur. In solchen Fällen sollten Sie die Ausscheidung durch Einläufe unterstützen.

Das Basenpulver

Zusammensetzung des Basenpulvers III nach Dr. E. Rauch
(Es ist wie das Bittersalz in der Apotheke erhältlich.)

Natrium hydrogencarbonicum	85 g
Calcium carbonicum	60 g
Kalium citricum	15 g
Natrium monohydrogen phos.	10 g
Kalium hydrogencarbonicum	10 g
Magnesium citricum	20 g

Ein Teelöffel des Mischpulvers auf 1/4 bis 1/2 Liter Wasser.

Das Basenpulver unterstützt wirkungsvoll die Entschlackung und Entsäuerung des Organismus. Basen stärken auch Leber, Dünndarmdrüsen und Pankreas. Fügen Sie am besten einen Teelöffel des Pulvers dem morgendlichen Bittersalz bei; abends vor dem Schlafengehen nehmen Sie nochmal einen Teelöffel auf $^1/_4$ bis $^1/_2$ Liter Wasser. Es gibt verschiedene Basenpulver von unterschiedlicher Wirkung.

Die Trinkkur

Jede gute Darmreinigungs-, Blutreinigungs- und Entschlackungskur geht immer mit der Zufuhr möglichst häufiger und reichlicher Flüssigkeitszufuhr einher.

Je nach Gewicht sollen täglich 2–4 Liter Wasser oder auch stilles Mineralwasser und dünn gebrühte Kräutertees getrunken werden (siehe Kap. Heilkräutertees, S. 39 ff.).

Die zugeführten Flüssigkeiten dienen der Mobilisierung und Ausschwemmung von Schlacken und anderen Schadstoffen über den Darm, die Nieren, die Haut (durch Hautatmung und Schweiß) und über die Lungen (mit der Ausatmungsluft). Dabei können vorübergehend üble Gerüche auftreten, von üblem Mundgeruch, penetrant riechenden Stühlen, scharf-stechend riechendem Schweiß bis zu schlechter Atemluft. Hier beweist sich der Wahrheitsgehalt von „Gesundheit ist Wohlgeruch, Krankheit Gestank!" Je intensiver die schlechten Gerüche sind, desto nötiger ist die Entgiftung und desto wichtiger ist reichliches Trinken.

Die Trinkkur fällt vielen Kurenden schwer. Sie waren schon in ihrem Alltag nicht gewohnt, oft und viel zu trinken, es sei denn Bohnenkaffee, Alkohol und/oder Industriegetränke. Dies sind aber keine bekömmlichen Getränke, die in der Lage sind, gutes Wasser zu ersetzen und für die Ausschwemmung von Schadstoffen zu sorgen. Gerade für Kurende, die hinsichtlich bekömmlicher Flüssigkeitszufuhr oft wie Kamele gelebt haben, ist die Rückgewöhnung an reichliches Trinken gesundheitlich von enormem Wert. Das gilt sowohl für die Dauer der Kur als auch für ihr ganzes weiteres Leben.

Die ärztliche manuelle Bauchbehandlung

Sie stellt eine besonders wertvolle Hilfe für die ganze Kur dar. Dabei kontrolliert der Arzt mithilfe der Mayr-Diagnostik die Fortschritte in der Zustandsverbesserung, die sich meist schon nach kurzer Kurdauer von Mal zu Mal objektiv messbar und tastbar feststellen lassen.

Bei der manuellen Bauchbehandlung erhöht und vermindert der Mayr-Arzt den Bauchinnendruck in rhythmischer Abfolge und bewirkt damit eine Steigerung der spezifischen Darmtätigkeit. Diese beschleunigt daraufhin die Entgiftungs- und Entschlackungsvorgänge und erleichtert so den weiteren Kurverlauf. Durch eine Sog- und Pumpwirkung der Behandlung, die mit vertiefter Atmung einhergeht, bilden sich entzündliche Prozesse im Bauchraum zurück. Der Patient merkt dies an der Minderung oder am Schwinden von Druckschmerzhaftigkeiten. Auch gestaute Organe wie die Leber lassen sich so entstauen und Druckempfindlichkeiten im Gallen-, Dünn- und Dickdarmbereich zurückbilden.

Die manuelle Bauchbehandlung stellt auch eine Art Lymphdrainage und Atemtherapie dar, die sich in der Folge auf den ganzen Menschen wohltuend auswirkt.

Im Rahmen dieser Behandlung lassen sich in entspannter Atmosphäre alle Kurfragen und auch alle sonstigen Lebensprobleme mit dem Arzt besprechen. Es ist verständlich, dass eine so tief eingreifende Behandlung nur von einem eigens dafür ausgebildeten Arzt durchgeführt werden kann.

Erfahrungen aus der Praxis

Die Erfahrungen aus der ärztlichen Praxis zeigen, dass vielen Patienten die Kostzubereitung und Kurdurchführung der Milden Ableitung ganz leicht, „wie ein Kinderspiel", gelingt. Schon nach wenigen Tagen empfinden sie ein Befreiungs-, Erleichterungs- und Wohlgefühl. Sie stellen erfreut einen kleineren Bauch und straffere Haut bei sich fest und können im Sinne von Coué, dem genialen Begründer der bewussten Autosuggestion, mit Begeisterung sagen: *„Es geht mir mit jedem Tag, in jeder Hinsicht, immer besser und besser!"*

Bei anderen Patienten gelingt wohl auch die neue Küchenführung ohne Probleme, aber ihr Kurfortschritt verläuft viel langsamer. Das hängt in erster Linie damit zusammen, dass sie schon von Anfang an mit einem erheblichen Gesundheitsdefizit und einer herabgesetzten Reaktionsfähigkeit ihres Organismus gestartet sind. Sie brauchen daher eine längere Anlaufzeit und mehr Geduld. Gerade für sie ist die ärztliche Beratung wichtig, zudem eine möglichst gewissenhafte Kurdurchführung. Für diese Patienten ist die Ableitung besonders wichtig und das Beachten der Kur-Informationen eine Notwendigkeit. Nur diejenigen, die im Bilde sind und die Zusammenhänge verstehen, können etwaigen Kurreaktionen, die mitunter zwar nur kurzfristig, aber für manche beunruhigend sein können, mit der nötigen Gelassenheit begegnen. Wer den positiven Sinn solcher Reaktionen versteht, wird den guten Mut nicht sinken lassen, sie als wertvolle Heilreaktionen begrüßen und sich auf die meist bald darauf entstehende Zustandsverbesserung freuen.

Was Kurreaktionen verraten

Kurreaktionen verraten, dass die Entschlackungs- und Entgiftungsmaßnahmen vom Körper dringend benötigt wurden. Wer nicht erheblich verschlackt ist, bekommt auch keine Rückvergiftungserscheinungen. Außerdem sind sie ein Zeichen, dass die Kur schon gut greift und Sie daher auf dem besten Weg sind, Ihre Gesundheit wieder neu aufzurichten, zu verbessern und zu stärken. Hand in Hand damit wird sich Ihre gesamte Attraktivität, Ihre Lebensfreude und Ihr Wohlbefinden entsprechend steigern.

Bei allen Kurreaktionen gilt es, die Kurrichtlinien exakt zu beachten, möglichst viel zu trinken und damit die Ausschwemmung von Schadstoffen zu aktivieren. Ebenso wichtig ist viel Bewegung und – falls nötig – eine Stunde vor dem Mittagessen noch einmal die Bittersalz-Basenlösung einzunehmen. Meist löst sich die Reaktion dann schnell in Wohlgefallen auf.

Unsere lieben Mitmenschen

Wenn Sie die Ableitung ambulant durchführen, werden Sie die Erfahrung machen, dass Ihnen von manchen Mitmenschen mit „klammheimlichem Vergnügen“ lukullische Verführungen angeboten werden. Dies gilt besonders dann, wenn Sie gerade eine Kurreaktion haben und sich etwas unwohl fühlen. „Das kann bestimmt nicht schaden ..., ein Gläschen Wein oder Sekt, ein Verdauungsschnäpschen oder Magenbitter, eine Tasse Bohnenkaffee und ein selbst gebackener Kuchen dazu, damit Sie wieder zu Kräften kommen" ... und anderes mehr. Da sich ein Nachgeben negativ auf Ihre Kur auswirken würde, werden Sie, wenn Sie innerlich richtig eingestellt sind, auch die Kraft haben, deutlich „Nein, danke" zu sagen, ohne sich dabei die gute Laune und Ausgeglichenheit nehmen zu lassen. Im Wissen, dass vermeidbare Fehler den Kurverlauf stören und eine längere Kurdauer erforderlich machen, werden Sie auch keine Leidensmiene zur Schau tragen, sondern sich den zu erwartenden guten Kurverlauf bewusst vor Augen führen.

Noch eine andere Erfahrung wird von Kurenden häufig gemacht. Von manchen kränkelnden Personen, besonders von Übergewichtigen, die selbst unter der Diktatur ihres meist allzu prallen Bauches stehen, sind Unheilsprognosen und Suggestionen zu erwarten: „Das kann nicht gesund sein. Das wird schief gehen. Du wirst an Kräften verlieren, schwach und elend werden, Falten bekommen, Hängebusen und knittrige Haut. Mein Arzt wäre sicher sehr dagegen ..." Wer aber die Zusammenhänge rund um die Erneuerung seiner Gesundheit durch eine ordnende Diätetik verstanden

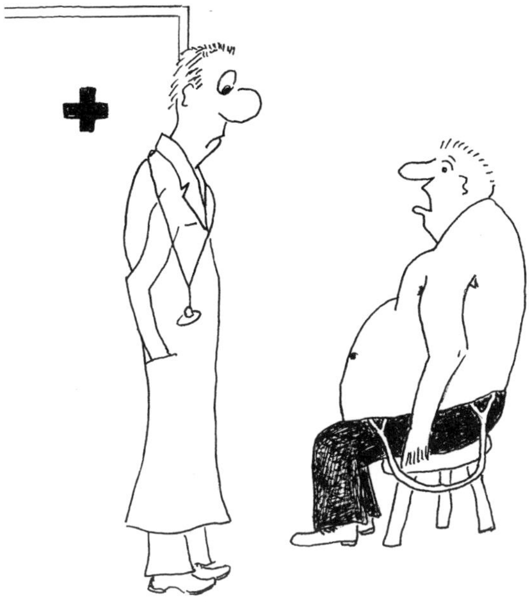

Abb. 5: „Ich kann eigentlich nichts dafür. Es ist mein Bauch, der immer ruft: ‚Hunger, Essen, Mampfen, Füttern!'"

hat, dem ist klar, dass ein echtes Gesünderwerden – trotz etwaiger vorübergehender Reaktionen – letztlich immer mit einem Besser-, Wohler- und Schönerwerden einhergeht.

Wer an sich selbst die Befreiung durch die innere Reinigung erlebt, erkennt auch, dass heute fast jeder Zivilisationsmensch von Zeit zu Zeit ein solches Gesundheitsprogramm sehr nötig hat. **Das Essbesteck ist heute zum größten Killer der Wohlstandsnationen geworden.**

Wenn Sie das bedenken, bleiben Sie unbeeindruckt von aller Schwarzmalerei und können sich sagen: „Meine Gesundheit hat Vorrang. Das wird mir gut tun. Ich mache es gerne. Ich werde mich rasch einarbeiten. Es wird mir leicht von der Hand gehen und für meine Zukunft echten Gewinn bringen.“

Mit einer solchen Einstellung wird Ihnen jede richtig durchgeführte innere Reinigung sicher gut gelingen. Sie wird Ihnen jedoch nicht gelingen, wenn Sie die weit verbreitete Einstellung des Kranken auf Abbildung 5 teilen.

Wasseranwendungen

Wechselduschen (heiß und ganz kurz kalt), Baden, falls gewohnt auch Sauna oder Dampfbad, Schwimmen, Kneipp-Anwendungen heiß und kurz kalt – all diese Anwendungen können die Entgiftungsvorgänge während der Kur unterstützen. Besonders empfehlenswert sind die Reibebäder nach Louis Kuhne, die man selbst zu Hause durchführen kann (siehe auch „Blut- und Säftereinigung“).

Substitution (Ergänzung von Defiziten)

Aufgrund der enorm zugenommenen Säure- und Umweltbelastung empfiehlt der Mayr-Arzt seinen Patienten die schon besprochene Einnahme von Basenpulver. Da heute viele Patienten bereits erhebliche Defizite an Kalium und Magnesium aufweisen, wird er in vielen Fällen auch die Zufuhr dieser und allenfalls noch anderer Mineralstoffe empfehlen. Seltener ergibt eine Testung auch Mängel an Vitaminen, beispielsweise an A, E, C oder/und B. In seltenen Fällen kommen Mängel an Spurenelementen wie Selen, Zink,

Mangan und/oder Kupfer vor. Sie müssen dann ergänzt werden. Durch die Gesundung der Verdauungsorgane wird nach der Kur die Verwertungsfähigkeit der zugeführten Vitalstoffe verbessert, sodass bei einer gesünderen Nachkur-Ernährung neue Defizite nur selten auftreten können.

Warum Frau Silvia die Kur abgebrochen hat

Zunächst sei anhand vieler tausender Kurpatienten festgehalten, dass ein vorzeitiges Beenden der Kur sehr selten stattfindet, sieht man von Kurabbrüchen wegen berufsbedingter Ortsveränderung, unerwarteter kurbehindernder Überbelastung und Ähnlichem ab.

Frau Silvia ist ganztätig beschäftigte Sekretärin, die von ihrer Freundin zur Kurdurchführung überredet wurde. Während sich aber die Freundin exakt an die Kur-Richtlinien hält und für beide die Diät bestens zubereitet hat, macht Frau Silvia nur halbherzig mit. Sie ist wenig motiviert, liest keine Kurliteratur und lässt sich nur von ihrer Freundin beraten. Sie vernachlässigt die Esskultur, trinkt nur wenig und vergisst gerne das Bittersalz. Da sich auch bei ihr Darmschlacken in Bewegung setzen, die infolge der mangelhaften Entgiftungsmaßnahmen zur Rückvergiftung führen, bekommt sie nach einer Woche heftige Kopfschmerzen, Völlegefühl und Depressionen. Schließlich werden diese Symptome so schlimm, dass sie sich bei einem anderen, kurunerfahrenen Arzt Schmerztabletten und ein Psychopharmakon verschreiben lässt und die Kur abbricht. Sie sagt, dass diese Kur nichts für sie sei. In gewissem Sinn hat sie auch Recht, da sie wegen mangelhafter Durchführung ja eine „andere" Kur gemacht hat. Ihre Freundin hingegen konnte die Kur erfolgreich abschließen.

Eine Kur muss ernst genommen und darf nicht „so nebenbei" und schlampig durchgeführt werden!

Was noch zu beachten ist

Eine Mitursache der gesundheitlichen Schwächung des Zivilisationsmenschen ist Bewegungsmangel. Körperliche Bewegung, besonders an frischer Luft, verbessert nicht nur die Sauerstoffaufnahme und Kohlensäureausscheidung. Sie aktiviert auch die Verdauungsfunktionen, stärkt das Herz-Kreislauf-System und regt die Produktion von Serotonin und Endorphinen an. Das sind die stim-

mungsaufhellenden „Botenstoffe der guten Laune", die uns durch ihren wohltuenden Einfluss das Leben angenehmer und erfreulicher machen.
Gehen Sie zu Fuß, sooft es möglich ist. Joggen und Walken (schnell gehen), aber auch jede andere Bewegung, ob beim Sport oder der Gartenarbeit, sorgen für seelische Ausgeglichenheit, Belastbarkeit und Beweglichkeit. Sie fördern gleichzeitig auch alle Entschlackungs- und Regenerationsvorgänge Ihrer Kur. Denken Sie immer daran: *Es ginge vieles besser, wenn Sie mehr gingen!*

Hilfe! – Ein unvermeidbares abendliches Geschäftsessen

Wenn sich ein Restaurantbesuch während der Kur nicht vermeiden lässt, lassen Sie sich eine Forelle blau mit Dampfkartoffeln servieren. Auch eine kleine Portion eines Nudelgerichtes mit Gemüse- oder Fleischsugo oder ein Risotto in kleiner Menge werden Sie gut vertragen.
Trinken Sie dazu kohlensäurefreies Wasser, notfalls ein Achtel trockenen Rotwein. Obwohl Weißwein besser zur Forelle passt, sollten Sie den besser verträglichen Rotwein vorziehen.
Bleiben Sie so weit wie möglich bei der Esskultur. Sie sind auch nicht gezwungen, alles aufzuessen oder auszutrinken. Bedenken Sie den Blödsinn des Leib- und Magenspruches der Geizhälse: „Lieber den Magen verrenkt, als dem Wirt was geschenkt!"
Vor dem Schlafengehen nehmen Sie ein bis zwei Teelöffel Basenpulver auf $^1/_2$ Liter Wasser.
Das Frühstück sollte am nächsten Morgen kleiner oder notfalls ganz ausfallen. Sie werden so – wenn nicht weitere Kursünden nachfolgen – diese eine problemlos überstehen.

Kosmetik von innen

Gesundheit strahlt von innen nach außen.
F.X. Mayr

Die Darm-, Blut- und Säftereinigung ist in Wirklichkeit die beste aller Arten von Kosmetik. Sie verbessert das gesamte Aussehen grundlegend von innen nach außen. Echtes Gesünderwerden geht immer mit einem entsprechenden Schönerwerden einher. Der Gesichtsausdruck wird harmonischer, der Blick strahlender, die Haltung besser, aufrechter, kraftvoller, die Taille schlanker, der Bauch

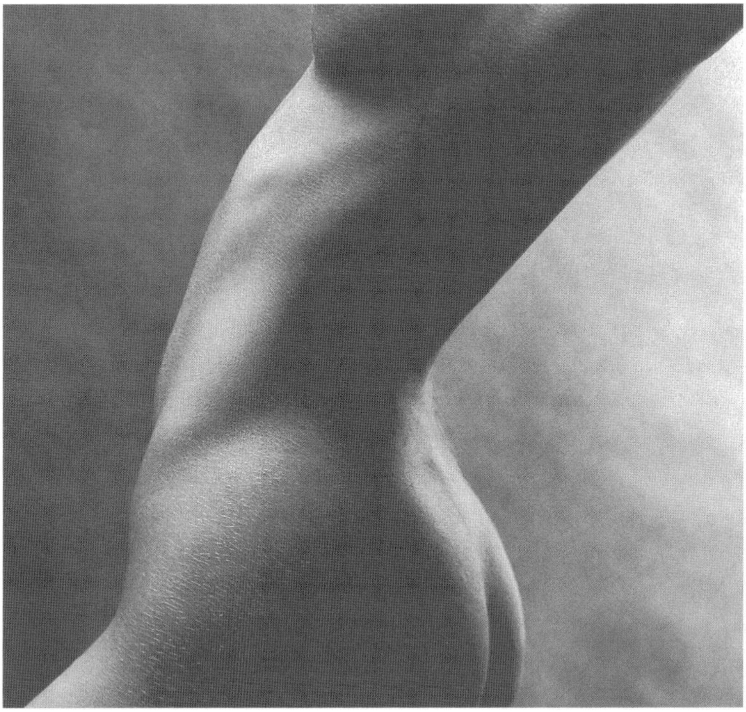

Abb. 6: So sieht der gesunde Bauch in Seitenansicht aus. Er bestimmt weitgehend das Aussehen und die Attraktivität der gesamten menschlichen Figur.

kleiner, was sich dann auch gut messbar nachweisen lässt. Auch die weibliche Brust wird fester, wie überhaupt die Haut besser durchblutet, reiner und straffer wird. Hautunreinheiten und viele Hautausschläge verbessern sich deutlich oder verschwinden gänzlich. Schon der Name Hautausschlag zeigt deutlich, dass sich etwas von innen nach außen geschlagen hat. Die Ursache dafür lässt sich daher meist viel weniger durch Salben, Mixturen und Lotionen beseitigen als durch eine innere Reinigung.

Fettige, klebrige Haare fetten nach der Kur weniger und gewinnen an Glanz. Das häufige Haarwaschen entfällt, weil der durch innere Giftstoffe verursachte Reizzustand der Haaröldrüsen beseitigt wird.

Nicht zuletzt führt der innere Reinigungsprozess dort, wo es von der menschlichen Natur aus sinnvoll ist, auch zu einer positiven

Wandlung der Persönlichkeit. Menschen, die ihrer Umwelt zumeist pessimistisch, schwarzseherisch oder ständig kritisierend aufgefallen sind, werden umgänglicher und zuversichtlicher, falls dies durch eine chronische Giftbelastung aus dem kranken Darm verursacht wurde. Auch wenn das soeben Beschriebene nicht allzu häufig in krasser Form anzutreffen ist, so werden doch unzählige Menschen alltäglich in leichter Form durch eine Selbstvergiftung aus dem Darm gereizt, unfreundlich und mürrisch. Diese Erscheinungen verschwinden nach dem Beseitigen der Ursache.

- Viele Menschen werden nach der Kur viel freundlicher und froher, und das strahlt dann auch nach außen.

Besonders auffallend ist die Steigerung der gesamten Attraktivität des Menschen, die dann häufig auch von fremden Personen spontan wahrgenommen wird. Als Dr. Mayr all diese Zusammenhänge an Tausenden seiner Patienten Jahr für Jahr beobachten konnte, schrieb er schließlich im Jahr 1920 sein Buch „Schönheit und Verdauung“.

Vorsicht vor unerwarteter hormoneller Gesundung

Wie sehr der innere Reinigungsvorgang nicht nur die Güte des Blutes, sondern auch die Aktivität der Hormondrüsen beeinflusst, beleuchten folgende Zusammenhänge:

Seit über 40 Jahren finden alljährlich Ärzte-Ausbildungskurse in Diagnostik und Therapie nach F.X. Mayr statt. Da alle Teilnehmer dabei die Mayr-Kur durchführen, zeigen sich bei ihnen meist schon nach zwei Wochen viele der erwähnten Veränderungen. Stellenweise sind sie auch messbar nachzuweisen. Am deutlichsten treten sie bei jüngeren Teilnehmerinnen auf. Die Haut zeigt sich deutlich gestrafft, das Gesicht gut durchblutet, wie frisch gewaschen, die Augen und der Gesamteindruck sind derart strahlend, dass sie wie frisch verliebt wirken. Von den übrigen Kursteilnehmern wird oft spaßeshalber und vielleicht etwas neidvoll die „Diagnose“ gestellt: „Man sieht den Ruf des Blutes nach Sünde!“

- Die „Pille“ darf nicht zeitnah mit der Bittersalzlösung eingenommen werden, sondern mindestens zwei Stunden vorher oder frühestens am Nachmittag!

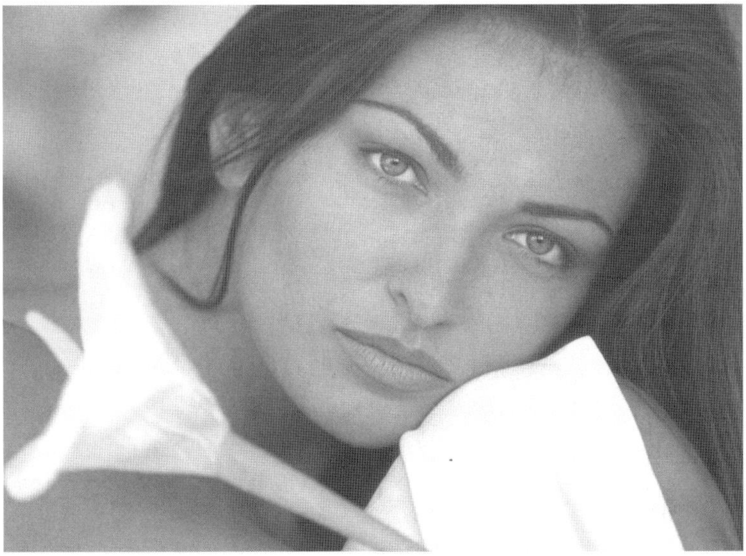

Abb. 7: Kosmetik von innen ist die beste Kosmetik.

Tatsächlich führt die Darmreinigung bei Frauen und Männern zur hormonellen Gesundung und Kräftigung. Sie lässt sich optisch bei Frauen noch deutlicher erkennen. Während von Männern nach Kurende häufig über eine Kräftigung der Potenz berichtet wird, imponiert bei den Vertreterinnen des weiblichen Geschlechts neben ihrer Verschönerung vor allem die Steigerung der Empfängnisfähigkeit. Viele Frauen verdanken die Erfüllung ihres zuvor oft jahrelang vergeblichen Kinderwunsches (fast allein) der Kur. Zahlreiche Frauen, deren angebliche Sterilität viele Jahre von Fachärzten und -kliniken intensiv, aber vergeblich behandelt wurde, haben bald nach der Kur empfangen und konnten dann ihren Wunsch durch ein besonders gesundes Kind (= „Mayr-Kind") in Erfüllung gehen sehen.

Die andere Seite dieser hormonellen Gesundung mit Empfängnisfreudigkeit ist eine unerwartet-unverhoffte Schwangerschaft. Über solche Überraschungen, die meist bald in echte Beglückung führen, wurde immer wieder berichtet.

Anwendung von Heilkräutertees

Im Rahmen der Trinkkur stehen neben gutem, kohlensäurefreiem Wasser Mild-Heilkräutertees an erster Stelle. Für das Trinken aller bekömmlichen Flüssigkeiten gilt: Wo man nichts hineingibt an Flüssigkeit, kommt auch nichts heraus an Giften!

Auch Heilkräutertees wirken im Organismus als vorzügliche Transportmittel zur Ausscheidung von Stoffwechselschlacken und Umweltgiften. Außerdem unterstützen viele durch ihre speziellen Kräfte die Tätigkeit der blutreinigenden, entgiftenden und ausscheidungsfördernden Organe. Zudem führen sie wertvolle Mineral-, Aroma- und sonstige Vitalstoffe zu.

In der Ableitung werden zumeist allgemein bekannte Mild-Heilkräutertees gewählt. Dazu gehören:

- Fenchel: entblähend, entgiftend, magen-, darmsäubernd
- Lindenblüte: anregend für Haut-, Nieren- und Lungenfunktionen
- Zitronenmelisse: Nerven beruhigend, entkrampfend, Schlaf fördernd
- Gänsefingerkraut: entblähend, entkrampfend, besonders für Darm, Nieren und Frauenorgane
- Rosmarin: Kreislauf anregend, Hirndurchblutung verbessernd

Von diesen Tees können Sie während der Ableitung bis zu einem Liter am Tag trinken.

Frischkräuter aus dem Garten

Überbrühen Sie zwei Teelöffel der zerkleinerten Pflanze mit 1/4 Liter gerade siedendem Wasser und lassen Sie dies nur 20–30 Sekunden ziehen *(Sekunden-Überbrühung)*. Eine längere Ziehzeit verursacht den Verlust der aromatischen Heilkräfte. Die Teefarbe ist kein Kriterium für den Gehalt an Wirkstoffen. Auch helle Tees, so genannte „blonde“ Tees, können enorm heilkräftig sein.

Getrocknete Kräuter

Überbrühen Sie einen Teelöffel der getrockneten Blüten und/oder Blätter mit 1/4 Liter siedendem Wasser und lassen Sie dies drei Minuten ziehen *(Minuten-Überbrühung)*.

Schleimdrogen

Bei Schleimdrogen wie Leinsamen, Eibisch, Käsepappel, Kalmus, Mistel und anderen geben Sie auf 1/4 Liter kaltes Wasser *(Kaltansatz)* einen gehäuften Teelöffel Droge und wärmen dies am nächsten Morgen auf Zimmertemperatur auf. Überbrühen würde zu Wertverlust führen!

Teekombinationen

Wenn Sie neben den Einzeltees auch Teekombinationen in Anspruch nehmen wollen (oder sollen), dann sollten Sie davon – auch bei möglicher Einnahme der Einzeltees – nur dreimal täglich je eine Tasse trinken.

Vier-Winde-Tee	bei Blähungszuständen:
Fenchel	gärungswidrig, entblähend, entgiftend
Kümmel	desinfizierend, entblähend
Anis	krampflösend, entblähend
Schafsgarbe	Bauchwehkraut, reinigend

Zu gleichen Teilen gemischt, ein gehäufter Teelöffel auf 1/4 Liter Wasser. Kalt ansetzen. Morgens erhitzen, kurz aufwallen und 30 Sekunden ziehen lassen.

Vier-Wässer-Tee	zur Verbesserung der Nieren-Blasen-Funktionen:
Liebstöckel	harntreibend, krampflösend
Wacholder	harntreibend, blutreinigend, antirheumatisch
Goldrute	organspezifisches Nierenmittel, desinfizierend
Zinnkraut	Nieren-/Blasenmittel, gewebestraffend

Zu gleichen Teilen gemischt, ein gehäufter Teelöffel auf 1/4 Liter Wasser, Minutenüberbrühung.

Leberglättertee	Leber-, Gallen-, Verdauungstätigkeit aktivierend
Wermut	Verdauungsdrüsen anregend, Säfteproduktion entstauend
Berberitzenrinde	Leber-/Galle anregend, entstauend
Schafgarbe	Bauchwehkraut, reinigend
Pfefferminze	Galle anregend, krampflösend, entgiftend

Zu gleichen Teilen gemischt, ein gehäufter Teelöffel auf 1/4 Liter Wasser, Minutenüberbrühung.

Magenbittertee	Magen-/Darm anregend, stärkend
Bitterklee	Magen stärkend, tonisierend, verdauungsfördernd
Benediktenkraut	Magen, Leber und Verdauungsdrüsen anregend
Pfefferminze	Magen und Galle anregend, krampflösend

Zu gleichen Teile zubereiten (wie oben).

Weitere bewährte Teekombinationen können gezielt die Heilvorgänge der Ableitungskur unterstützen. Dazu gehören Zahnfleisch-, Rachen-, Infekt-, Darm-, Mastdarm-, Hämorrhoiden-, Prostata-, Herz-Kreislauf-, Bronchial-, Frauen-, Nerven-, Augen-, Haut-, Haar-, Rheuma-, Krampfadern- und andere Heilkräuterkuren (siehe auch: Rauch/Kruletz: *Heilkräuterkuren*. Karl F. Haug Verlag).

Achtung!
Säuernde Teesorten wie Hibiskus (rote Malve), Hagebutte und Früchtetees nicht verwenden! Kamille nur bei akuten Magen-Darm-Störungen, wirkt bei täglicher Einnahme zu stark entkrampfend bis darmlähmend.

Was bedeutet Entschlackung?

Entschlackung bedeutet Entleerung der oft schon übervollen und krankhaften Körperdepots, einschließlich des schon weithin sichtbaren „Luxusbauches und -fettes". Entschlackung bedeutet Befreiung von undelikaten Körperunreinheiten, Ablagerungen und anderem, teils übel riechenden „Stoffwechselmüll". Dies führt zur Reinigung, Entgiftung und Entsäuerung von Körper und Seele. Der richtig entschlackte Mensch fühlt sich nicht nur wohltuend befreit, von einer bislang oft kaum bemerkten Last erlöst, sondern auch, wie es immer wieder zu hören ist, wie „neu geboren".

Warum neigen wir alle zu Verschlackung?

Seit Urzeiten existiert im Menschen wie auch im Tier der Selbsterhaltungstrieb durch Erwerb von Nahrung. Da es damals oft Hungerzeiten gab, war bei günstigen Gelegenheiten auch eine vermehrte Nahrungszufuhr notwendig. Eine Zufuhr, die also über den augenblicklichen Bedarf hinausreichte und der Überlebensstrategie diente. So mussten die Verdauungsorgane sowohl die Kost umsetzen als auch die überreichlich verzehrte Nahrung im Körper zur Speicherung bringen. Diese Fähigkeit ist bis heute in unseren Genen gespeichert.

- Unser Organismus ist ein natürliches Speichersystem für Hungerzeiten.
  Wenn aber, wie heutzutage, Notzeiten nicht eintreten und auch jahrelang nicht gefastet wird, werden die Speicher nie entleert und zwangsläufig immer voller.

Außerdem nimmt der Wohlstandsbürger, verführt vom Lustprinzip aus seinem Bauch, zumindest von Zeit zu Zeit mehr Nahrung auf, als er richtig verdauen kann, sodass der Darm verschlackt. Es ist kein Wunder, wenn dann nach und nach neue wilde „Mülldeponien“ im Körper abgelagert werden, die neben unschönen Erscheinungen wie Gas- und Kotbäuchen, Fettpolstern und Zellulitis den Stoffwechsel stören und Zivilisationsleiden verursachen.

Der Konsument von heute soll wissen, dass fast in jedem zweiten Klinikbett ein „Wohlstandskranker“ liegt, für den eine Fasten- oder Ableitungskur die ursächlichste, nebenwirkungsfreieste, billigste und wahrscheinlich wirkungsvollste Therapie oder Ergänzungstherapie wäre.

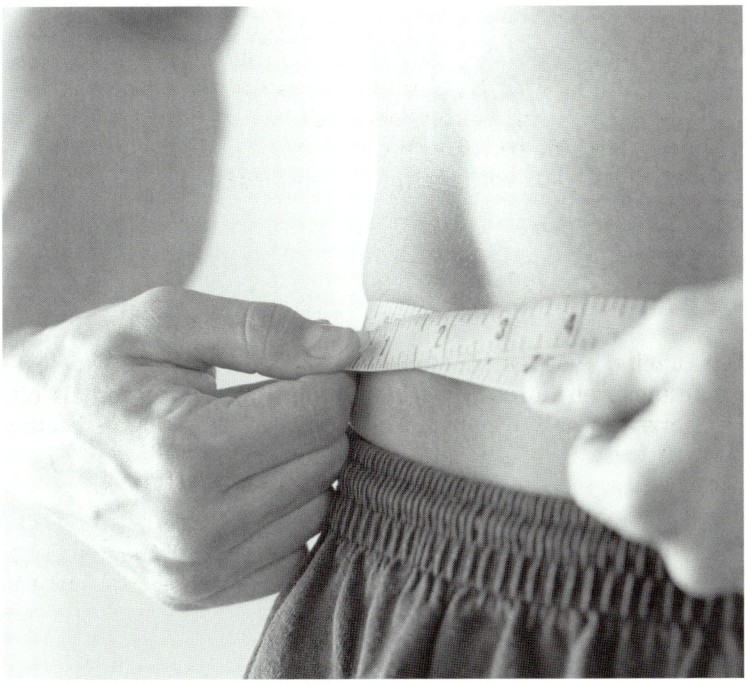

Schon 1955 wies die Weltgesundheitsorganisation (WHO) darauf hin, dass in den Industrieländern drei von vier Todesfällen auf falsche Ernährung, Bewegungsmangel, Stress, Alkohol und Tabak zurückzuführen sind.
Der Konsument soll auch wissen, dass heute wohl für jeden zweiten Wohlstandsbürger der Satz gilt: „*Wenn der Vater deiner Leiden nicht bekannt ist, die Mutter ist immer die Ernährung*".
Wer all diese Zusammenhänge versteht, wird sich ihrer Logik nicht entziehen können und eines Tages – früher oder später – den festen Entschluss in die Tat umsetzen:

Ab morgen gesünder durch Darmschonung, Darmreinigung und gesündere Ernährung.

Diätstufen und Kurdauer der MAD schnell & einfach

Wie bereits ausgeführt, ist die MAD in drei Stufen gegliedert. Wenn nicht besondere Umstände vorliegen, wie Schwäche, berufliche Überforderung oder deutliches Untergewicht (wobei hier nochmals auf die ärztliche Betreuung hinzuweisen ist), wird die Kur mit der leichtesten Stufe, der MAD 1, begonnen. Die Dauer dieser Stufe ist naturgemäß individuell verschieden. Sie hängt vom Gesundheitszustand, Kurverlauf und den Bedürfnissen des Kurenden ab. Während im Schnitt zwei Wochen MAD 1 schon ausreichen können, werden bei gesundheitlich schwieriger gelagerten Fällen und bei allen Übergewichtigen, Risikopatienten und anderen gerne längere Zeiten in Anspruch genommen. Nach der MAD 1 folgt die MAD 2 als Zusatz, und schließlich wird nach weiteren Kurfortschritten auf die MAD 3 übergegangen. Letzterer kommt eine Sonderrolle zu, da sie bereits einen behutsamen Übergang – oder eine Vorstufe – zu einer gesunden Dauerkost darstellt. Sie ist für den Dauererfolg der Kur von tragender Bedeutung.

Die MAD schnell & einfach dient in erster Linie als Einstiegshilfe und praktische Ergänzung der „großen" MAD. Daher kommt bei ihr die MAD 3 sowie die Ernährungszusammenstellung nach dem Säure-Basen-Prinzip und anderes nicht oder nur wenig zum Tragen. Diesbezüglich muss der Interessierte auf das bereits im Grundlagenbuch Beschriebene und Altbewährte verwiesen werden.

Auch die optimale Dauer der Gesamtkur ist nur individuell bestimmbar. Je besser der Gesundheitszustand vor Kurbeginn, desto rascher kommt der Kurerfolg; je schlechter der Anfangszustand, desto mehr Geduld ist nötig. Im Allgemeinen gilt die Regel: Je strenger die Diät, desto intensiver und schneller laufen Reinigungs- und Entschlackungsvorgänge ab. Heilende Regenerationen benötigen jedoch immer eine Mindestdauer von drei Wochen. Der „innere" Arzt des Menschen lässt sich nicht zeitlich bedrängen.

- Die optimale Dauer der Gesamtkur lässt sich nur individuell bestimmen.

Die Erfahrung hat aber auch gezeigt, dass bei vielen Kurenden, insbesondere bei Berufstätigen, ein sanfter Weg wie mit der MAD schnell & einfach oft schneller zum Ziel führt, weil er intensive Kurreaktionen weitgehend vermeiden hilft. Diese können das Berufsleben stören und so die ansonsten tiefgreifende Regeneration empfindlich behindern.

Für die strengen klassischen Mayr-Kuren mit Milchdiät gilt die Mindestdauer von 21 Tagen. Alle Diätregime, die kürzer als drei Wochen dauern, sind Kurzbehandlungen ohne Regeneration.

Für die ambulante Milde Ableitungskur sollte – je nach Gesundheitszustand – eine etwas längere Dauer von etwa 4–5 (bis zu 6 oder mehr) Wochen eingeplant werden. Im Laufe der Zeit fällt die Kur immer leichter, sodass es den meisten Teilnehmern auf 2–3 Wochen mehr oder weniger gar nicht mehr ankommt. Oft kann schon während der MAD 3 das Bittersalz Schritt für Schritt reduziert und ein langsamer Übergang in eine neu orientierte, gesunde Ernährungsweise gestaltet werden. Man geht nach der inzwischen schon gewohnten und lieb gewordenen MAD 3 in eine gesunde Dauerkost über. Die Mehrzahl der Kurenden wiederholt dann gerne nach ein bis zwei Jahren diese Kur, einfach weil sie so gut getan, mehr Wohlbefinden, Lebensfreude und Schaffenskraft gebracht hat und weil sie wissen, dass man auf dem bisher Erreichten weiter aufbauen kann und die Wiederholung leichter ist als die Kur-„Premiere".

Rezeptteil der MAD schnell & einfach

Frühstück der MAD schnell & einfach

Zur Auswahl stehen verschiedene Möglichkeiten. Wählen Sie eine davon aus. Falls diese Ihnen gut bekommt, bleiben Sie für die Zeit der MAD 1 tunlichst dabei. So sorgen Sie für die heilsame Monotonie.

Probieren Sie auf keinen Fall alle Möglichkeiten durch, sondern wählen Sie Ihr Frühstück aus den Grundrezepten der MAD 1 mit den vorgeschlagenen Abwandlungsmöglichkeiten. Die MAD 2–3 können Sie, zumindest teilweise, später auch als Grundlage für Ihre Dauerkost verwenden.

Milch (+Malzkaffee) + Kursemmel oder Fladen (+ Hüttenkäse/Gervais) (MAD 1)

Bei schlechter Süßmilchverträglichkeit können Sie auch

Sahnemilch verwenden. Dazu mischen Sie vor Verwendung etwa ein Drittel Sahne (Schlagrahm) mit zwei Drittel Wasser. Diese Mischung wird von allen Personen gut vertragen, die keine Probleme mit Butter haben. Infrage kommt auch die Verwendung von

Malzkaffee. Er muss nicht, aber er kann der Milch und Sahnemilch beigefügt werden. Sie können dazu auch Instantprodukte mit etwas Wasser verrühren und der Milch zusetzen. Malzkaffee flockt die Milch aus, wodurch sie besonders leicht verdaulich und bekömmlich wird.

Kursemmel: Diese ist ein 3–4 Tage altes Weißgebäck-Brötchen aus Dinkel-Auszugsmehl (oder, falls gut vertragen, aus Weizenmehl). Für Pilzbefallene gibt es als Alternative einen Dinkelfladen. Solche fein gemahlenen Weißgebäcke – die Sie auch selbst zubereiten können (Rezept Seite 61) – sind zwar wertarm, dienen aber in der MAD zur Verdauungsgesundung als unersetzbar wichtige Kau- und Einspeichelungstrainer. Die Kursemmel muss dazu ziemlich hart und schnittfest sein, sodass sie zum Kauen und Einspeicheln zwingt. Die Speicheldrüsen erzeugen ein wertvolles Verdauungssekret, den Speichel, der beim heutigen Menschen durch die Verkümmerung dieser Drüsen viel zu wenig und in schlechter

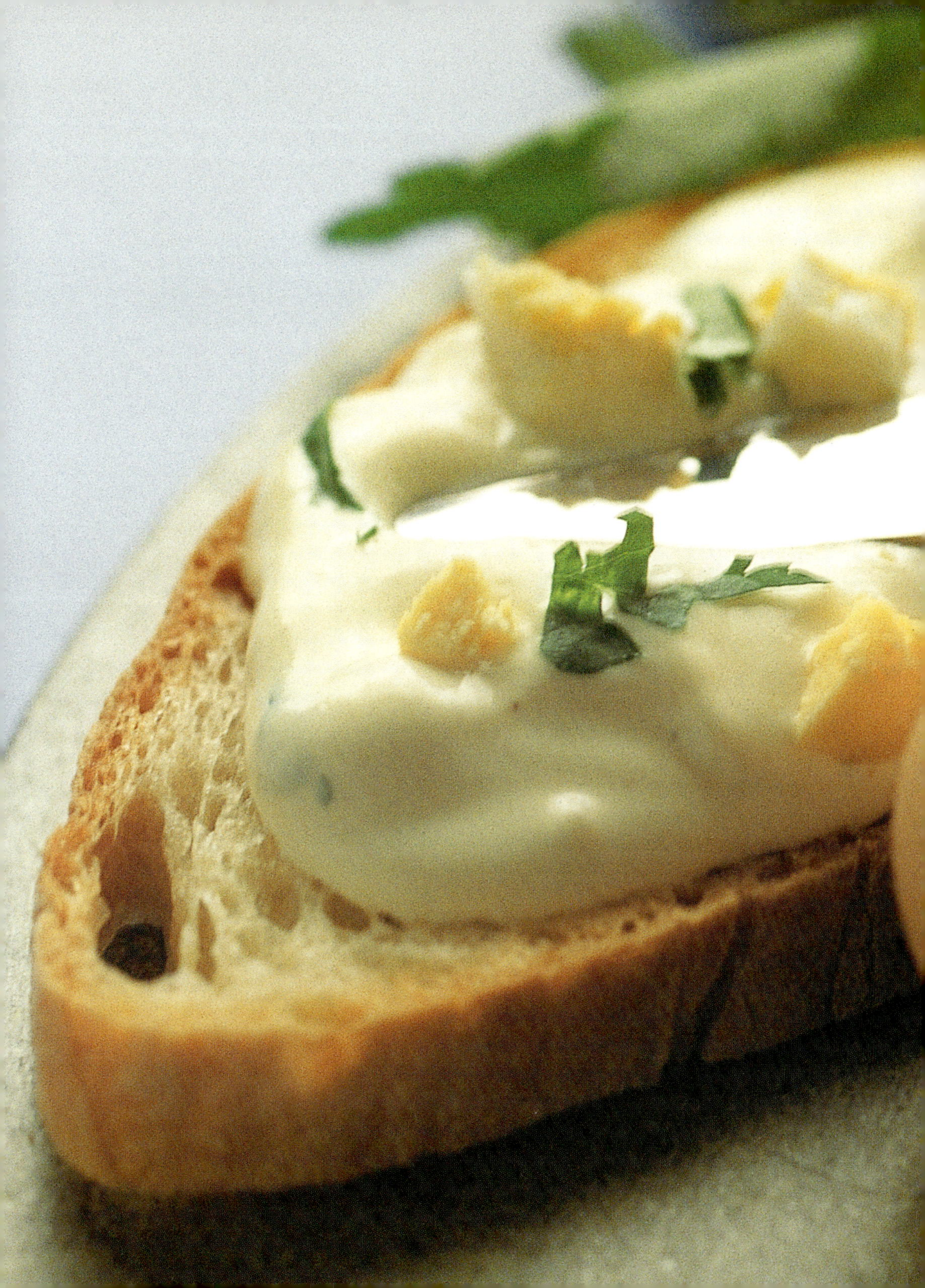

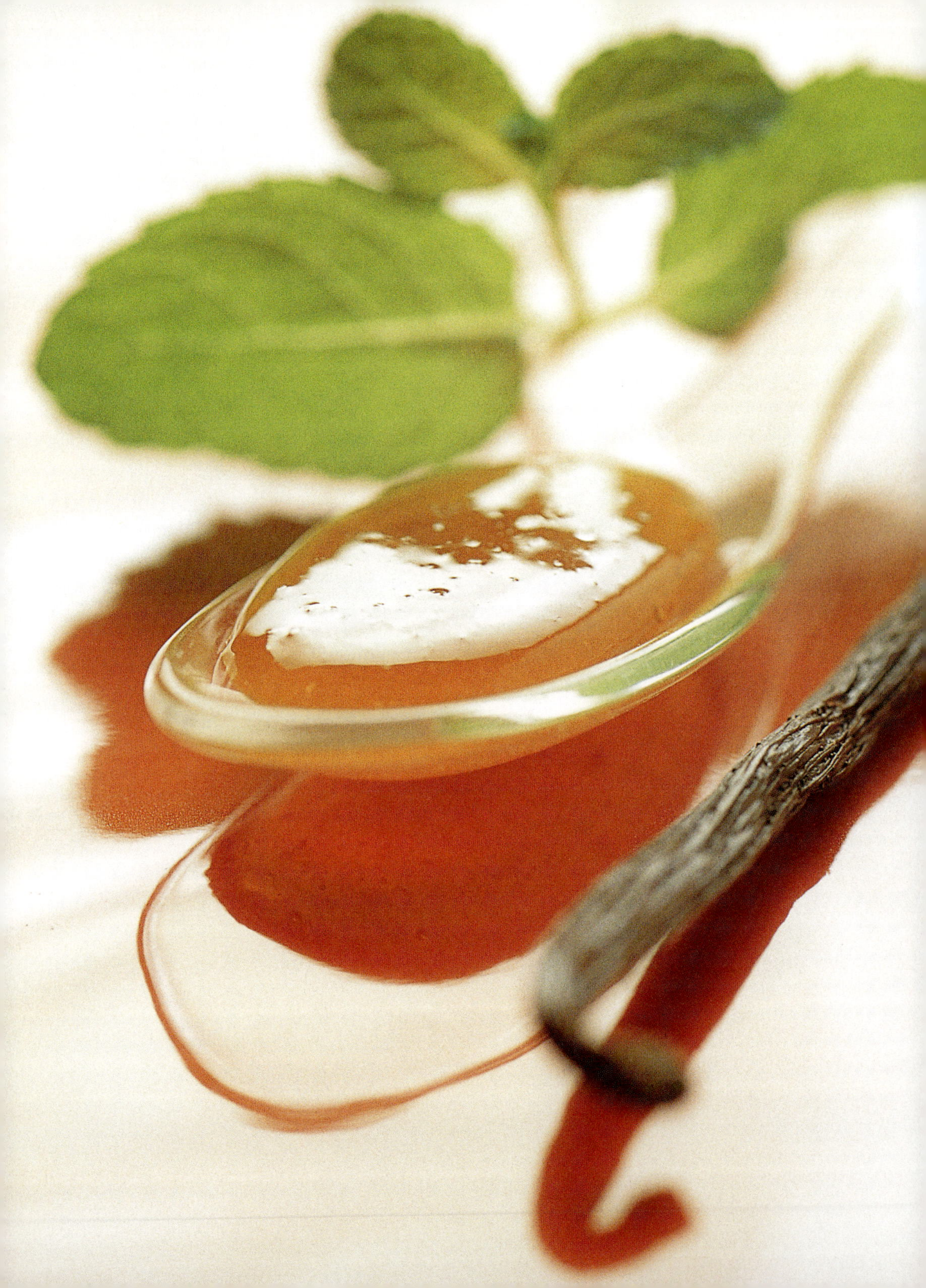

Qualität produziert wird. Das richtige Kauen der Kursemmel kann Sie wieder fit machen. Kaufen Sie Semmeln auf Vorrat, stellen Sie sie in Reih und Glied 3-4 Tage auf eine trockene Stellage. Wenn sie noch zu weich sind, müssen sie in viele kleine Scheibchen geschnitten werden, um schneller an der Luft zu trocknen. Gekaufte Dinkelfladen halten nur einen Tag, danach werden sie hart. Selbstgemachte halten 2–3 Tage (Rezept Seite 61).

Esskultur: Kauen Sie einen kleinen Bissen der Semmelschnitte bis zur totalen Verflüssigung. Das nennt man „süppeln" = in Suppe verwandeln. Danach fügen Sie einen Teelöffel (nicht mehr!) Milch (+Malzkaffee) dem Semmelspeichelbrei zu, vermischen dies nochmals in der Mundhöhle und schlucken erst dann. Essen Sie, so viel Sie wollen, bis zur leichten Sättigung. Schlucken Sie nicht die Milch allein, weil diese sonst im Magen verklumpt. Mit dieser Essweise bleiben Sie bis Mittag satt und fühlen sich leicht und unbeschwert.

Hüttenkäse oder **Gervais:** Dieser oder auch guter Speisequark (= Topfen) kann auf jedes Semmelstückchen in kleiner Menge gegeben werden.

Sauermilcharten: Dickmilch, Joghurt, Bioghurt, Acidophilusmilch und Kefir können ebenfalls anstelle der Süßmilch verwendet werden.

Schafsjoghurt: Er wird von allen Personen mit schlechter Süßmilchverträglichkeit sehr gut vertragen. Er ist bei Pilzbefall besonders zu empfehlen.

Erweiterte Milchdiät ab MAD 2

Bei dieser Diätform wird die bisherige Kostform noch durch weitere Zulagen angereichert. Dazu gehören etwas gute Butter (oder Pflanzenbutter), fallweise ein weiches Ei, Puten- oder Rinderschinkenaufstrich, Sesamaufstrich oder Öl-Quark-Aufstriche. Letztere entsprechen jedoch schon der MAD 2–3 (siehe Grundlagenbuch). Es sollte deshalb damit tunlichst nicht gleich begonnen werden, da die Rezepte der MAD 1 besser zum Einstieg geeignet sind. Nach 1–2 Wochen – je nach Verlauf – ist der Übergang zur MAD 2 zu empfehlen.

Getreidebreie der MAD schnell & einfach

für Eilige – auch zum Vorkochen, zum Frühstück oder als Mittagessen

Haferflockenbrei (MAD 1)

2 Portionen – Kochzeit 5 Minuten

Zutaten:
3 gehäufte EL (60 g) gute Haferflocken (möglichst aus biologischem Anbau).
ca. $^1/_2$ l Gemüsebrühe (Rezept Seite 65) oder $^1/_4$ l Gemüsebrühe mit $^1/_4$ l Milch gemischt (falls Kuhmilch nicht möglich, Sahnemilch = 20% Sahne mit 80% Wasser verdünnen,oder ca. $^1/_2$ l Reismilch, Hafer- oder Sojamilch verwenden)
etwas Meersalz

Nährwerte pro Portion:
- kcal 191
- EW 7,88
- F 6,48
- KH 24,94
- BE 2

Zubereitung:
Getreide mit Flüssigkeit unter Rühren etwa 5 Minuten köcheln lassen.

Dinkelgrießbrei (MAD 1)

2 Portionen – Kochzeit 5 Minuten

Zutaten:
60 g Dinkelgrieß oder Dinkel-, Hafer-, Reis- oder Gofiomehl (= Maismehl – Rezept Seite 53)
ca. $^1/_2$ l Gemüsebrühe oder andere Flüssigkeit (siehe oben)
Meersalz

Nährwerte pro Portion:
- kcal 98
- EW 2,87
- F 0,24
- KH 20,67
- BE 1,75

Zubereitung:
Gewähltes Getreide entweder kurz zuvor in der Getreidemühle fein mahlen oder im Reformhaus kaufen.
Getreidemehl mit gewählter Flüssigkeit erst kalt anrühren und unter Rühren 5 Minuten köcheln lassen.

Hirsebrei (MAD 1)

2 Portionen – Kochzeit 15–20 Minuten

Zubereitung:

Getreide mit Flüssigkeit einmal aufkochen, dann zugedeckt auf Stufe 1 ausdünsten lassen.

Zutaten:

60 g Goldkernhirse, Buchweizen oder Quinoa im ganzen Korn)
ca. 1/2 l Flüssigkeit (siehe Seite 50)
Meersalz

Nährwerte pro Portion:

- kcal 106
- EW 2,95
- F 1,17
- KH 20,63
- BE 1,75

Maisgrießbrei (MAD 1):

2 Portionen – Kochzeit 10 Minuten

Zubereitung:

Getreide mit Flüssigkeit einmal aufkochen, dann zugedeckt auf Stufe 1 ausdünsten lassen.

Zutaten:

60 g Maisgrieß, frisch geschrotetes Mais- oder Gofiomehl
ca. 1/2 l Flüssigkeit (siehe Seite 50)
Meersalz

Nährwerte pro Portion:

- kcal 103
- EW 2,64
- F 0,33
- KH 22,13
- BE 1,75

Amaranthbrei (MAD 1)

2 Portionen – Kochzeit 5 Minuten

Zubereitung:

Getreide mit Flüssigkeit einmal aufkochen, dann zugedeckt ausdünsten lassen.

> **Tipp:** Der Brei kann auch mit 60 g ganzem Korn vorgekocht werden. Sie brauchen dann aber 1 l Flüssigkeit. Kochzeit bis 60 Minuten.

Zutaten:

60 g gekauftes oder frisch gemahlenes Amaranthmehl (oder 60 g Buchweizenmehl)
ca. 1/2 l Flüssigkeit (siehe Seite 50)
Meersalz

Nährwerte pro Portion:

- kcal 102
- EW 2,72
- F 0,62
- KH 21,29
- BE 1,75

Zutaten:
60 g Bulgur oder Couscous (vorgekochter Hartweizen)
ca. 3/4 l Flüssigkeit (siehe Seite 50)
Meersalz

Nährwerte pro Portion:
- kcal 97
- EW 2,70
- F 0,30
- KH 20,67
- BE 1,75

Bulgurbrei (MAD 1)

2 Portionen – Kochzeit 5 Minuten

Zubereitung:
Getreide mit Flüssigkeit einmal aufkochen, dann zugedeckt ausdünsten lassen.

Getreidebreie aus ganzem Korn

Zum Vorkochen

Sie können alle Getreidearten
- im ganzen Korn in ausreichend Gemüsewasser oder Salzwasser gut weichkochen, abseihen und mit entsprechender Flüssigkeitszugabe zu einem mehr oder weniger dicklichen Brei verkochen.
- eine Portion gleich verwenden, die zweite Portion abkühlen lassen und zugedeckt für später oder für den nächsten Tag in den Kühlschrank stellen. Mit etwas Gemüsebrühe, Milch, Schafsmilch, Reismilch oder anderen Flüssigkeiten (auch gemischt) verrühren und kurz noch einmal aufkochen.
- Das Vorkochen bei Getreideflocken und Getreidemehlen ist nicht notwendig, da die Kochzeit kaum über 5 Minuten beträgt.

Anrichteweise

Richten Sie den Getreidebrei immer nett und appetitlich an. Geben Sie ihn in eine bunte Schüssel, die Sie nicht zu voll machen, und garnieren Sie stets mit den Zutaten, die Sie in den Brei gegeben haben. Frische Blätter von Zitronenmelisse oder Minze eignen sich auch zum Garnieren.

Gofiomehl – etwas Besonderes

Dieses köstlich schmeckende Mehl aus gerösteten Maiskörnern gibt es als Mehl in Reformhäusern und inzwischen auch in vielen Supermärkten fertig zu kaufen.

Sie können Gofiomehl auch selbst machen
Ganze, getrocknete Maiskörner auf ein Backblech legen und im vorgeheizten Ofen bei 200–220 °C etwa 30–40 Minuten braun rösten (oder die Maiskörner in einer großen, trockenen Pfanne rösten, dabei immer wieder umrühren). Auskühlen lassen und in der Getreidemühle zu feinem Mehl mahlen. Das Mehl gleich weiterverwenden oder zum Aufbewahren in Gläser mit Schraubdeckel füllen.
Das Getreide bekommt durch den Röstprozess einen angenehmen, nussartigen Geschmack.

Tipp: Mit Gofiomehl können Sie in 5 Minuten einen besonders aromatischen Brei kochen.

Getreide-Grundbrei – Ableitungsmöglichkeiten (MAD 2–3)

Am besten ist es, wenn Sie sich von den bisher beschriebenen Möglichkeiten die für Sie geeignetste auswählen und beibehalten. Sollten Sie aber lieber eine andere Variante zum Frühstück bevorzugen, stehen Ihnen nachfolgende Möglichkeiten zur regelmäßigen Verwendung zur Verfügung.
Diese Varianten entsprechen bereits der MAD 2–3.

Der süße Haferbrei mit Banane zum Frühstück (MAD 2)

Hafer-Grundbrei mit Milch und Wasser (Rezept Seite 50)
+ $^1/_2$ Banane (50 g)

Getreidebrei mit Mandelmus (MAD 2)

Hafer-Grundbrei mit Milch und Wasser (Rezept Seite 50)
+ 20 g Mandelmus ungezuckert

Tipp: Sie können Mandelmus im Nu auch selber machen:
2 EL Mandeln (geschält oder ungeschält) in ein Mixglas geben und mit etwas verdünntem Grundbrei oder Wasser pürieren.

Hirsebrei als Stärkungsmittel (MAD 2)

Mais-Grundbrei (Rezept Seite 51)
+ 1 EL (5 g) kaltgepresstes Pflanzenöl (Mandelöl)

Hirse-Kraftbrei mit Honig und Mandeln (MAD 2)
Hirse-Grundbrei (Rezept Seite 51)
+ 1 Tl Bienenhonig (10 g), falls er gut vertragen wird
+ 30 g grob gehackte Mandeln
+ 1 EL (5 g) kaltgepresstes Mandelöl

Haferbreisuppe (MAD 2)
Hafer-Grundbrei (Rezept Seite 50) mit Gemüsebrühe
+ ca. 1/8 l Gemüsebrühe zusätzlich
+ 2 EL (20 g) Sahne (10%)
+ 30 g klein geschnittenes, gedämpftes Wurzelgemüse
Meersalz

Hirsesuppe mit Gemüse (MAD 2)
Hirse-Grundbrei (Rezept Seite 51) mit Gemüsebrühe
+ ca. $^1/_8$ l Gemüsebrühe zusätzlich
+ 2 EL kaltgepresstes Mandelöl
+ 1 TL Liebstöckel frisch geschnitten
+ 50 g gedämpftes Wurzelgemüse
Meersalz

Gofiobrei (MAD 2)
Gofio-Grundbrei (Rezept Seite 53)
+ 1 TL (10 g) Bienenhonig
+ $^1/_2$ (50 g) geriebener Apfel

Maisbrei mit Birnendicksaft (MAD 3)
Mais-Grundbrei (Rezept Seite 51)
+ 1 EL (20 g) Birnen- oder Apfeldicksaft
+ 30 g klein geschnittener Apfel

Dinkelbrei mit getrockneter Banane (MAD 3)
Dinkel-Grundbrei (Rezept Seite 50)
+ ca. 30 g getrocknete Banane

Brotaufstriche der MAD schnell & einfach

Als Füllung oder Beilage zu Kartoffeln

Aufstriche zum Vorbereiten
Die Aufstriche halten gut 2–3 Tage im Kühlschrank. In kleine Gefäße mit Deckel abfüllen und im Kühlschrank aufbewahren. Es kann sein, dass sie dann etwas fester werden. Deshalb vor Verwendung evtl. mit etwas Brühe gut durchrühren.

Aufstriche zum Frühstück, zum Mittag- oder Abendessen
Die Aufstriche sind ideal zum Frühstück, als Snack, als Zwischenmahlzeit, als Mittagessen oder auch als leicht bekömmliches Abendessen mit Brötchen oder Fladenbrot oder mit warmen Kartoffelscheiben/Pellkartoffeln oder gebackenen Kartoffeln.

Aufstriche zum Einfrieren
Sämtliche Aufstriche können auch gut verpackt in geschlossenen Behältern eingefroren werden. Nach dem Auftauen das abgesetzte Wasser abgießen und den Aufstrich gut durchrühren.

> **Wichtig bei Kuhmilchunverträglichkeit:** Statt Kuhmilch können Sie bei allen Aufstrichen auch eine andere Flüssigkeit nehmen, wie beispielsweise Sahnemilch (20% Sahne mit Wasser verdünnt), Gemüsebrühe, Crème légère, Pflanzencreme, Reis-, Hafer-, Soja-, Ziegen- oder Schafsmilch.
> Ebenso können Sie statt Kuhmilchquark frischen Schafs- oder Ziegenquark nehmen.

Gervais-Quark-Aufstrich – Grundaufstrich (MAD 1)

4 Portionen

Zutaten:
150 g Magerquark
100 g Gervais oder Hüttenkäse
ca. 6 EL (60 ml) Milch
Meersalz

Zubereitung:

Vermischen Sie alle Zutaten in einer Schüssel zu einem glatten Aufstrich. Stellen Sie den Aufstrich zum Aufbewahren gut zugedeckt in den Kühlschrank.

Nährwerte pro Portion:
- kcal 63
- EW 8,71
- F 1,68
- KH 2,86
- BE 0,0

Liptauer Quarkaufstrich (MAD 1)

4 Portionen

Zutaten:
Grundaufstrich
1 TL Paprikapulver edelsüß
1 TL Küchenkräuter frisch geschnitten oder gehackt
1 EL (5 g) kaltgepresstes Olivenöl

Nährwerte pro Portion:
- kcal 74
- EW 8,71
- F 2,92
- KH 2,87
- BE 0,0

Zubereitung:
Mischen Sie unter den Grundaufstrich das Paprikapulver und die Kräuter. Mit einem Eisportionierer 2 kleine Bällchen auf einem Dessertteller anrichten und das Olivenöl darüber gießen.

Tipp: In weiterer Folge können Sie – falls vertragen – nach der MAD 3 je 30 g klein geschnittene Schalotten und Gewürzgurken untermischen. Dieser Aufstrich sollte dann aber frisch gegessen werden. Nicht am Abend!

Kräuteraufstrich (MAD 1)

4 Portionen

Zutaten:
Grundaufstrich
1 EL (30 g) saure Sahne (10% F)
1 EL Küchenkräuter frisch gehackt
2 EL (10 g) kaltgepresstes Leinöl oder Olivenöl

Nährwerte pro Portion:
- kcal 82
- EW 8,77
- F 4,92
- KH 2,95
- BE 0,0

Zubereitung:
Nehmen Sie den Grundaufstrich ohne Milch und mengen Sie die saure Sahne und Küchenkräuter darunter.

Tipp: Sie können statt Gervais auch Bröselquark oder Hüttenkäse dazumischen. Mit Klarsichtfolie abgedeckt im Kühlschrank aufbewahren. Vor der weiteren Verwendung gut durchrühren und evtl. mit etwas Wasser verdünnen.

Brotaufstrich

Thunfischaufstrich (MAD 1)

4 Portionen

Zutaten:
250 g Thunfisch eingelegt in Wasser
60 ml Crème légère oder Sahne (10% F)

Nährwerte pro Portion:
- kcal 154
- EW 14,02
- F 10,74
- KH 0,60
- BE 0,0

Zubereitung:

Abgetropften Thunfisch mit Pflanzencreme oder Sahne im Cutter fein pürieren und evtl. etwas salzen.

> **Tipp:** Sie können zur Hälfte auch einen anderen grätenfreien Fisch wie geräucherte Forellenfilets mitpürieren. In diesem Fall nicht mehr salzen.

Forellenaufstrich (MAD 1)

4 Portionen

Zutaten:
250 g Forellenfilet geräuchert ohne Haut
60 ml süßen Rahm (10% F)

Nährwerte pro Portion:
- kcal 92
- EW 14,07
- F 3,72
- KH 0,60
- BE 0,0

Zubereitung:

Die klein geschnittenen Filets im Cutter mit Sahne cremig pürieren. Das Würzen erübrigt sich durch den Räuchergeschmack! Eine Portion anrichten, den Rest mit Klarsichtfolie abgedeckt in den Kühlschrank stellen. Da der Aufstrich mit der Zeit etwas dicker wird, vor der weiteren Verwendung mit 1–2 EL Wasser durchrühren!

Putenbrustaufstrich (MAD 1)

4 Portionen

Zutaten:
250 g geräucherte Putenbrust
ca. 150 ml Crème légère oder Sahne (10% F)

Nährwerte pro Portion:
- kcal 110
- EW 16,23
- F 4,37
- KH 1,50
- BE 0,0

Zubereitung:

Zuerst die Haut von der Putenbrust mit einem Messer dünn entfernen. Das Fleisch in kleinere Stücke schneiden und im Cutter kurz zerkleinern, dann mit Pflanzencreme oder Sahne zu einem geschmeidigen Aufstrich pürieren.
Eine Portion anrichten, den Rest mit Klarsichtfolie abgedeckt in den Kühlschrank stellen. Vor der weiteren Verwendung immer gut durchrühren, evtl. mit wenig Wasser verdünnen.

Rinderschinkenaufstrich (MAD 1)

4 Portionen

Zutaten:
250 g Rinderschinken gepökelt
ca. 150 ml Crème légère oder Sahne (10% F)

Nährwerte pro Portion:
- kcal 103
- EW 12,45
- F 4,99
- KH 2,05
- BE 0,12

Zubereitung:
Entfernen Sie die äußere Haut des Schinkens mit einem scharfen Messer und geben Sie zuerst das klein gewürfelte Fleisch in den Cutter. Pürieren Sie den Schinken kurz, bevor Sie die Flüssigkeit dazugeben und weiterpürieren.

Sesam-Gemüseaufstrich (MAD 1)

4 Portionen

Zutaten:
200 g Karotten geschält
50 g Sellerieknolle geschält
30 g Sesam geschält
1 EL (5 g) Sesamöl

Nährwerte pro Portion:
- kcal 72
- EW 1,85
- F 5,56
- KH 3,71
- BE 0,0

Zubereitung:
Sesam in einer alten Kaffeemühle fein pürieren. Das geschälte Gemüse in Würfel schneiden und im Kocheinsatz weich dämpfen. Alles zusammen im Cutter mit Sesamöl fein pürieren und leicht salzen.

Tipp: Der Aufstrich ist erst etwas weich, zieht aber im Kühlschrank an und wird fester.

Tofu-Gemüseaufstrich (MAD 1)

4 Portionen

Zutaten:
250 g frischen Tofu natur
1 EL (10 g) Basilikumpesto
ca. 100 ml Crème légère, Pflanzencreme oder Sahne (10% F)

Nährwerte pro Portion:
- kcal 70
- EW 5,34
- F 4,93
- KH 0,91
- BE 0,0

Zubereitung:
Zerdrücken Sie den Tofu zuerst mit der Gabel in einer Schüssel, bevor Sie die Sahne unterrühren. Oder pürieren Sie den klein gewürfelten Tofu zusammen mit dem Pesto in einem Cutter. Mit Meersalz würzen.

Tipp: Der Aufstrich kann auch mit einer halben frisch zerdrückten Avocado vermischt werden.

Käse-Gemüseaufstrich (MAD 1)

4 Portionen

Zutaten:

250 g Schafs-Frischkäse (Schafsquark)
2 EL (10 g) kaltgepresstes Leinöl oder Olivenöl
100 g Brokkoliröschen (oder Wurzelgemüse) weich gedämpft

Nährwerte pro Portion:

- kcal 176
- EW 10,87
- F 14,29
- KH 1,20
- BE 0,0

Zubereitung:

Zerdrücken Sie den Frischkäse mit einer Gabel in einer Schüssel. Geben Sie gutes Leinöl dazu und – falls notwendig – so viel Wasser, dass ein geschmeidiger, nicht zu dünner Aufstrich entsteht. Das Würzen ist meist gar nicht mehr notwendig.
Erkaltete kleine Brokkoliröschen zuletzt untermischen.

Tipp: Es gibt mittlerweile immer mehr Bauern, die sich auf hervorragenden Schafs- oder Ziegenfrischkäse spezialisiert haben. Auch im Supermarkt kann man gute Qualität bekommen.

Fladenbrot und Dinkelbrötchen der MAD schnell & einfach

Fladenbrot vom Bäcker

Es gibt mittlerweile schon viele Bäcker, die sich auf Brotfladen ohne Hefe spezialisiert haben. Sie werden mit feinem Dinkelauszugsmehl hergestellt und mit Anis oder Koriander gewürzt. Wenn Sie der Hunger quält, sollten Sie ein Stück Fladenbrot zu sich nehmen und gut einspeicheln.

Fladenbrot zum Aufbewahren

Bewahren Sie Brot und Gebäck nie in Plastikdosen oder gar in Plastikbeuteln auf. Das Brot gehört in einen atmungsaktiven Holzbehälter.

Fladenbrot zum Einfrieren

Sie können Fladenbrot auch gut einfrieren. Am besten ist es, wenn es noch etwas warm ist. Entweder $^{1}/_{2}$ Stunde vor Gebrauch aus dem Gefrierfach nehmen und auftauen lassen oder im Ofen kurz aufbacken.

Fladenbrot zum Selbermachen

In nur 15–20 Minuten können Sie ihre Fladen selber backen. Achten Sie aber darauf, dass während der Kur kein Vollkornmehl, sondern nur Dinkelauszugsmehl dafür verwendet werden darf.

Fladenbrot – Grundrezept (MAD 1)

12 Dinkel-Fladenbrötchen à ca. 40 g

Zubereitung:

Alle Zutaten zu einem Teig verrühren. Ein Backblech mit Backpapier auslegen. Mit einem nassen Esslöffel je ca. 40 g schwere Teigstücke darauf legen. Den Esslöffel dabei immer wieder in lauwarmes Wasser tauchen und die Teigstücke damit zu flachen Fladen (ca. $^1/_2$ cm stark) ausstreichen. Dann bei 220 °C im vorgeheizten Ofen 20 Minuten backen. Vom Papier lösen und auf dem Gitter erkalten lassen.

Zutaten:

500 g fein gemahlenes Dinkel-Auszugsmehl
$^1/_2$ l kohlensäurereiches Mineralwasser
Meersalz
Anis oder Koriander

Nährwerte pro Portion:

- kcal 139
- EW 4,68
- F 0,73
- KH 28,0
- BE 2,33

Fladenbrot – Abwandlungsmöglichkeiten (ab MAD 2)

Sonnenblumenfladen mit ca. 100 g Sonnenblumenkernen gehackt
Kräuterfladen mit ca. 2 EL Küchenkräutern frisch geschnitten
Kürbisfladen mit ca. 100 g gerösteten Kürbiskernen gehackt
Mandelfladen mit ca. 100 g Mandeln klein geschnitten
Pinienfladen mit ca. 100 g Pinienkernen grob gehackt
Schwarzkümmelfladen mit ca. 1 EL Schwarzkümmel ganz
Hanffladen mit ca. 1 EL Hanfsamen
Anisfladen mit ca. 1 EL Anis ganz
Olivenfladen mit ca. 2 EL Olivenfleisch klein geschnitten
Bärlauchfladen mit ca. 2 EL Bärlauch klein geschnitten

Nährwerte pro Portion:

- kcal 177
- EW 6,28
- F 4,11
- KH 28,48
- BE 2,38

Dinkelbrötchen – Grundrezept (MAD 1)

15 Stück à ca. 40 g

Zutaten:
500 g Dinkel-Auszugsmehl (oder Weißmehl)
ca. 300-350 ml Wasser oder warme Milch
1 Würfel frische Hefe (42 g) oder Trockenhefe
Meersalz
1 EL ganzer Kümmel oder Anis

Nährwerte pro Portion:
- kcal 113
- EW 4,08
- F 0,62
- KH 22,43
- BE 1,87

Zubereitung:

Dinkelmehl, warmes Wasser, zerbröckelte Hefe und Salz zu einem gut formbaren Teig kneten. Falls der Teig zu weich ist, noch etwas Mehl dazugeben.
Ein Tuch darüber legen und an einem warmen Ort ca. 20 Minuten gehen lassen. Danach eine lange Rolle formen und ca. 40 g schwere Teigstücke abstechen. Kleine Brötchen formen, diese auf ein bemehltes Backblech legen, mit einem Tuch zudecken und noch einmal ca. 15–20 Minuten gehen lassen. Mit Kümmel oder Anissamen bestreuen. Im vorgeheizten Ofen bei 220 °C 15 Minuten backen, mit einer festen, breiten Spachtel vom Blech lösen und auf einem Gitter erkalten lassen.

Tipp: Diese Brötchen am besten 2–3 Tage liegen lassen (je nach Luftfeuchtigkeit). Danach für Kurzwecke in dünne Scheiben schneiden und eventuell noch etwas nachtrocknen.

Brötchen-Grundteig – Abwandlungsmöglichkeiten (ab MAD 2)

Nährwerte pro Portion:
- kcal 120
- EW 4,40
- F 1,22
- KH 22,62
- BE 1,87

Kräuterbrötchen mit 2 EL Küchenkräutern frisch geschnitten
Fenchelbrötchen mit 1 EL Fenchelsamen geschrotet
Sonnenblumenbrötchen mit 2 EL Sonnenblumenkernen geschrotet
Hanfbrötchen mit 1 EL Hanfsamen gestoßen
Leinsamenbrötchen mit 1 EL Leinsamen geschrotet
Sesambrötchen mit 1 EL Sesamsamen ungeschält
Kürbisbrötchen mit 1 EL Kürbiskernen geröstet und grob gehackt
Schwarzkümmelbrötchen mit 1 EL Schwarzkümmel
Käsebrötchen mit ca. 50 g geriebenem Hartkäse, Schafs- oder Ziegenkäse
Schinkenbrötchen mit ca. 50 g Rinderschinken oder Pute fein gewürfelt

Tipp: Sie können bei allen Ableitungen zum kalorischen Aufwerten der Brötchen 20 g zerlassene Butter in den Teig mischen.

Mittagessen der MAD schnell & einfach

Gemüsebrühe

Gemüsebrühe aus frischem Gemüse (MAD 1)

Wenn Sie eine wertvolle und gut schmeckende Gemüsebrühe, einen Gemüsefond oder einen Gemüsesud machen wollen, so ist die unbehandelte Qualität des verwendeten Gemüses das Allerwichtigste.
Bei allen Rezepten in diesem Buch werden Sie diese Gemüsebrühe finden, die als Getränk, Aufguss oder für die Basensuppe verwendet wird.

Die 3 Möglichkeiten:

- Entweder kaufen Sie eine größere Menge Gemüse und frieren es klein geschnitten mit dem dazugehörigen Grün in kleine Beutel verpackt ein, um in 20 Minuten eine frische Brühe machen zu können.
- Oder Sie bereiten einen größeren Topf Gemüsebrühe zu, verwenden das, was Sie gerade brauchen, lassen den Rest kalt werden und stellen den Topf mit der restlichen Brühe und dem Gemüseinhalt in den Kühlschrank.
- Im Notfall – oder wenn es besonders schnell gehen muss – besteht die Möglichkeit, mit heißem Wasser und etwas pflanzlicher Streuwürze in Sekundenschnelle eine Gemüsebrühe zuzubereiten. Die Intensität einer mit frischem Gemüse zubereiteten Brühe können Sie damit aber nicht erreichen.

Tipp: Verwenden Sie in der MAD ausschließlich diese „basische“ Gemüsebrühe statt „saurer“ Rinder-, Hühner- oder Fischbrühe.

Wichtig für den Geschmack:

Um aus gut gereinigtem Gemüse eine Brühe mit einem intensiven und angenehmen Geschmack zu erhalten, ist die Mischung der verwendeten Gemüsesorten von großer Bedeutung. Verwenden Sie dazu nur kräftiges Gemüse . Zucchini und Auberginen wären für diesen Zweck völlig ungeeignet.
Je kleiner das Gemüse – mit der gut gebürsteten Schale – geschnitten ist, desto kräftiger wird der Geschmack. Verwenden Sie

dazu auch das Grün der Sellerieknolle bzw. Selleriestange, vom Fenchel oder Kohlrabi, und stellen Sie die Brühe immer kalt auf. Die Gemüsemischung kann auf Vorrat in kleine Beutel verpackt und eingefroren werden.

Tipp: Da bei den Rezepten mit vielen frischen Küchenkräutern gearbeitet wird und zumeist nur die feinen Blättchen verwendet werden, sollten Sie die Stiele dieser Küchenkräuter für die Gemüsebrühe weiterverwenden.

Gemüsebrühe als Kraft-Elixier (MAD 1)

1. Der erste Auszug der frisch angesetzten Gemüsebrühe ist stets das beste Basengetränk. Es wird nicht gesalzen und auch nicht getrunken, sondern mit einem Esslöffel eingenommen. Danach fühlen Sie sich frischer und gekräftigter.
2. Der Rest der Brühe kann dann weiterverwendet werden. Sie können nach dem Abseihen ein wenig pflanzliche Gemüse-Streuwürze zugeben, damit der Geschmack – falls nötig – mehr abgerundet oder intensiviert wird.
3. Wird die Grundbrühe zu einer schmackhaften Gemüsebouillon weiterverarbeitet, so wird sie nachträglich gesalzen. Zusätzlich kommen vor dem Anrichten noch ein paar Tropfen Sojasauce und 2–3 Tropfen kaltgepresstes Olivenöl in die abgeseihte Brühe.

Wichtig: Das nach dem Abseihen zurückbleibende Gemüse kann zur weiteren Verwendung als Aufguss (2. Sud) noch einmal mit kaltem Wasser aufgesetzt werden. Erst danach wird das ausgelaugte Gemüse weggeworfen. Die ungewürzte Gemüsebrühe hält sich einige Tage im Kühlschrank und sollte nicht eingefroren werden, weil sie sich sonst verfärbt und trüb wird.
Auch nach längerem Stehen auf der Kochplatte wird die Brühe trüb und schärfer, daher sollte sie besser im Wasserbad warm gehalten und zwischendurch mit Wasser verdünnt werden.

Tipp: Wenn Sie klein geschnittenes, gemischtes, frisches Gemüse mit kaltem Wasser aufsetzen, so empfehlen wir Ihnen, den ersten Aufguss der Basenbrühe wie einen Gesundheitstee zu genießen. Sie können diesen auch in der Thermoskanne mit ins Büro nehmen!

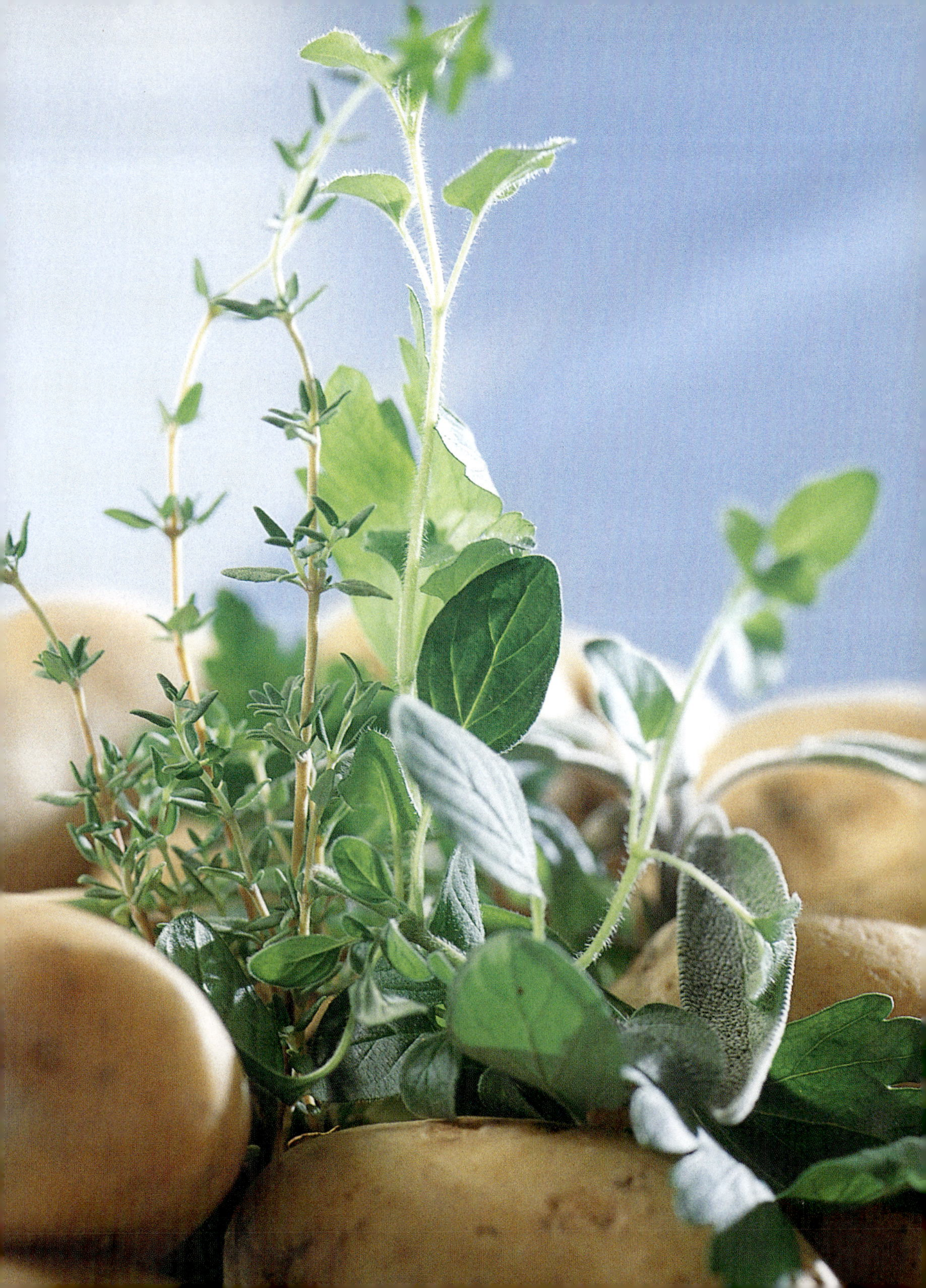

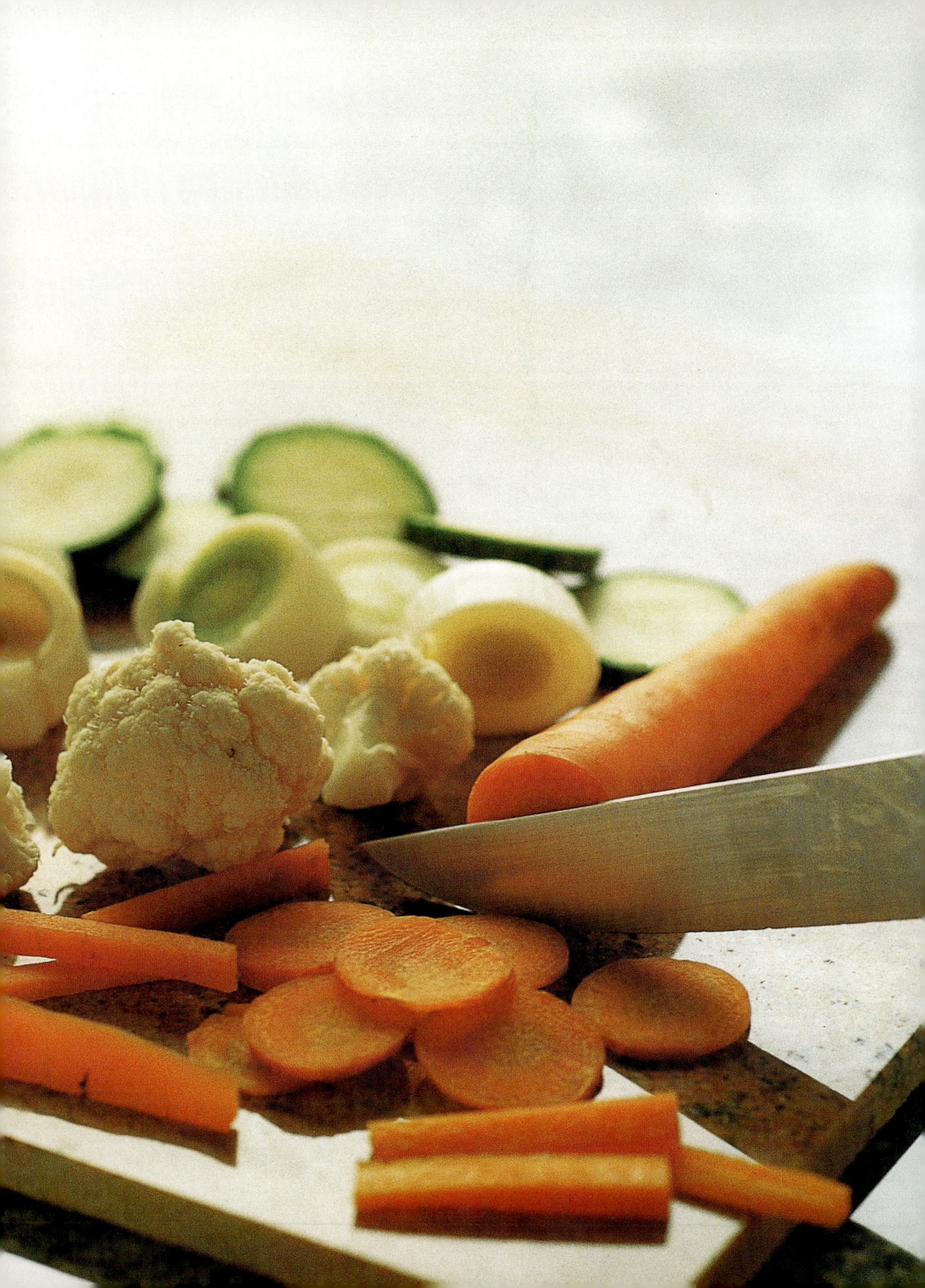

Gemüsebrühe – Grundrezept (MAD 1)

2 Liter

Zutaten:

2 l kaltes Wasser
600 g frisches Wurzelgemüse mit Schale, unter fließendem Wasser gut gebürstet und sehr klein geschnitten (Fenchelknolle, Staudensellerie mit Grün, Sellerieknolle, Petersilienwurzel, Karotten, gelbe Rüben, Pastinaken)
2 TL pflanzliche Streuwürze
2 Lorbeerblätter
8 Pfefferkörner
Stiele von Frischkräutern
1 Bund Liebstöckel (auch gefroren)

Zubereitung:

Das Wurzelgemüse sauber waschen bzw. bürsten, klein schneiden und mit dem Selleriegrün in kaltem Wasser aufsetzen. Gewürze und Streuwürze zugeben und ca. 30 Minuten leise köcheln lassen.

Die benötigte Menge durch ein Haarsieb seihen und als Gemüsebrühe bzw. Basengetränk trinken. Restliches Gemüse mit der Brühe auskühlen lassen und im Kühlschrank aufbewahren. Immer nur so viel herausnehmen, wie gerade benötigt wird. Das Gemüse ein zweites Mal mit Wasser aufsetzen, dann erst wegwerfen.

Tipp: Diese basische Gemüsebrühe kann auch als Gemüsebouillon (Alternative zur sauren Fleischsuppe) zusätzlich mit 1 TL Meersalz, 1 TL Olivenöl und 1 TL Sojasauce gewürzt werden! Sie können jede übliche Suppeneinlage in die Brühe geben und damit anreichern.

Nährwerte pro Portion:

▶ kcal	5
▶ EW	0,62
▶ F	0,17
▶ KH	0,38
▶ BE	0,0

Basensuppe oder Gemüsepüreesuppe

Nichts ist gesünder und schmeckt besser als frisch zubereitete Speisen, das wissen wir alle. Trotzdem muss man in dieser so hektischen und schnelllebigen Zeit Möglichkeiten kennen, die geeignet sind, etwas vorzukochen. Immer mehr allein stehende Menschen werden im Berufsleben mit dieser Situation konfrontiert. Was kann man schnell, einfach und doch gesund zubereiten, ohne täglich viel Zeit in der Küche verbringen zu müssen, und wie kann man leichte Mahlzeiten zubereiten, um sich danach wohl zu fühlen?

Nachfolgend erhalten Sie einige völlig neue Tipps zur möglichen Vorbereitung der Grundgerichte und zum anschließenden Ableiten bzw. Abwandeln dieser einfachen Getreide-, Fleisch-, Fisch- und Gemüsegerichte. Die Zubereitung der Basisrezepte und deren Ableitungen sind im Sinne der Milden Ableitungsdiät fettarm, leicht bekömmlich und stark kalorienreduziert.

Basensuppen zum Vorkochen

Basensuppen wirken auf Magen und Darm als deutlich wahrnehmbare Heilkost, sind entzündungshemmend, beruhigend und werden immer vorzüglich vertragen. Basensuppen sind die ideale Einleitung des Mittagessens und sollten während der MAD (und auch nachher) möglichst nicht fehlen.

Die schnellste Basensuppe (MAD 1)

4 Portionen – Kochzeit 10–15 Minuten

Zutaten:

ca. 250 g mehlige Kartoffeln
(oder 100 g Kartoffeln und 150 g Gemüse)
1 l Wasser mit
2 TL pflanzliche Streuwürze oder 1 Gemüsebrühwürfel
1 EL (30 g) Sauerrahm oder 2 EL süßer Rahm
1 EL frische, klein geschnittene Küchenkräuter (oder 1TL Kräuterpesto, Rezept Seite 72 – Tipp)
Meersalz
Muskatnuss
frisch gerieben

Nährwerte pro Portion:

- kcal 114
- EW 3,86
- F 1,84
- KH 19,56
- BE 1,50

Zubereitung:

Das geschälte Gemüse und die Kartoffeln klein geschnitten in der Gemüsebrühe weich kochen und mit Kräutern und Sauerrahm solange im Mixglas pürieren, bis die Suppe schön cremig ist. Danach abschmecken.

Tipp: Wenn Sie Frischkräuter auf dem Markt kaufen, dann schlagen Sie diese zum Aufbewahren in Alufolie ein und geben sie in den Kühlschrank. Sie halten auf diese Art bis zu einer Woche.
Sie können aber auch in der Bioecke des Supermarktes sämtliche Kräuter – mit gutem, kaltgepresstem Öl gemixt – (wie ein Pesto) im Glas kaufen. Verwenden Sie 1 TL davon und stellen Sie das Glas immer kühl.

Kartoffel-Basensuppe – Grundrezept (MAD 1)

4 Tassen – Kochzeit 15 Minuten

Zubereitung:

Geschälte Kartoffeln klein würfeln; in den Kochtopf geben, Gemüsebrühe (oder Wasser) zugeben, salzen, mit Majoran, Thymian, Kümmel und Lorbeerblatt würzen. So lange garen, bis die Kartoffeln weich sind. Lorbeerblatt wieder herausnehmen.
Sauerrahm mit etwas Suppe glatt rühren. Alles im Mixglas pürieren und mit Salz und Muskatnuss nachwürzen. Frische Gartenkräuter untermischen oder gleich mitmixen. Haben Sie Sauerrahm verwendet, nicht mehr kochen!
Eine Portion anrichten, die restliche Suppe auskühlen lassen und zugedeckt in den Kühlschrank stellen. Am nächsten Tag verdünnen, verfeinern und neu anrichten.

Tipp: Sie können sämtliche Basensuppen auch im Wok zubereiten. Als Einlage können Sie in die gemixte Suppe separat gedämpfte kleine Kartoffelwürfel oder Gemüsewürfel geben.

Zutaten:

250 g geschälte, mehlige Kartoffeln
ca. 1 l Wasser mit
2 TL pflanzlicher Streuwürze oder Gemüsebrühe (Rezept Seite 65)
je 1/2 TL getrockneter Majoran, Thymian und Kümmel gemahlen
1 Lorbeerblatt
etwas Meersalz
1 EL (30 g) Sauerrahm (10% F) oder 2 EL (20 g) süßer Rahm (10% F),
1 EL Crème légère,
2 EL Schafs-, Ziegen-, Reis- oder Hafermilch
1 TL frische, fein geschnittene Gartenkräuter (oder 1 TL Kräuterpesto)
etwas frisch geriebene Muskatnuss

Nährwerte pro Portion:

- kcal 114
- EW 3,86
- F 1,84
- KH 19,56
- BE 1,50

Kartoffel-Basensuppe – Abwandlungsmöglichkeiten (MAD 1–3)

Basensuppe mit 1 EL Thymianblättchen oder 1 TL Pesto (MAD 1)
Basensuppe mit 1 EL Majoranblättchen (MAD 1)
Basensuppe mit 2 EL Kerbelkraut fein geschnitten (MAD 1)
Basensuppe mit 4 EL gedämpften Gemüsewürfelchen (MAD 1)
Basensuppe mit 1 EL Minzeblättern grob geschnitten (MAD 1)
Basensuppe mit 1 EL Liebstöckel fein geschnitten (MAD 1)
Basensuppe mit 2 EL Basilikum und Tomatenwürfel (MAD 1)
Basensuppe mit 2 El Staudensellerie mit Grün fein geschnitten (MAD 2)
Basensuppe mit 2 EL Bärlauch fein geschnitten (MAD 3)
Basensuppe mit 250 g geviertelten Champignons in Butter angeschwitzt, dazu 1 EL Küchenkräuter frisch geschnitten (MAD 3)

Nährwerte pro Portion:

- kcal 120
- EW 4,20
- F 2,10
- KH 20,10
- BE 1,50

Gemüse-Basensuppe – Grundrezept (MAD 1)

4 Tassen – Kochzeit 15 Minuten

Zutaten:

250–300 g geschältes Gemüse (Karotten, Sellerie, Petersilienwurzel, Fenchel)
(davon evtl. ca. 20% Kartoffeln geschält)
ca. 1 l Wasser mit 2 TL pflanzlicher Streuwürze oder Gemüsebrühe
30 g Staudensellerie mit Grün, klein geschnitten
1 EL Olivenöl
etwas Meersalz
1 EL (30 g) Sauerrahm (10% F) oder 2 EL (20 g) süßer Rahm (10%F),
2 EL (20 g) Crème légère, 2 EL (20 g) Schafs-, Ziegen- oder Reismilch
1 EL frische Küchenkräuter fein geschnitten (oder 1 TL Kräuterpesto)
etwas Muskatnuss frisch gerieben

Nährwerte pro Portion:

- kcal 62
- EW 2,69
- F 1,98
- KH 7,76
- BE 0,0

Zubereitung:

Geschältes Gemüse klein würfeln. Olivenöl in den Kochtopf geben, Sellerie mit Grün darin anschwitzen, Gemüsebrühe (oder Wasser) zugeben, salzen, mit Muskat würzen. So lange garen, bis das Gemüse weich ist.
Sauerrahm mit etwas Suppe glatt rühren. Alles im Mixglas mit 1 EL fein geschnittenen Küchenkräutern pürieren und mit Salz und Muskatnuss abschmecken.
Bei Verwendung von Sauerrahm nicht mehr kochen! Eine Portion mit frischen Kräutern garnieren und anrichten, die restliche Suppe auskühlen lassen und zugedeckt in den Kühlschrank stellen. Am nächsten Tag oder später verdünnen, verfeinern und neu anrichten.

Gemüsesuppe – Abwandlungsmöglichkeiten (MAD 1–3)

In alle Suppen können Sie nach dem Mixen separat gedämpftes Gemüse als Einlage geben. Das Mengenverhältnis bleibt immer gleich. Rechnen Sie insgesamt 250 g Kartoffeln und Gemüse auf 1 l Brühe oder Wasser.

200 g Karotten und 50 g Kartoffeln mit 1 EL frischer Zitronenmelisse, fein geschnitten (MAD 1)
200 g Fenchel und 50 g Kartoffeln mit 1 EL frischem Fenchelgrün, klein geschnitten (MAD 1)
200 g gelbe Rüben und 50 g Kartoffeln mit 1 EL Kerbelkraut, klein geschnitten (MAD 1)
200 g Petersilienwurzel und 50 g Kartoffeln mit 1 EL Petersiliengrün (MAD 1)

200 g rote Rüben, separat in der Schale gedämpft, dann geschält und klein geschnitten und mit 1/3 gemixter Kartoffelsuppe püriert (MAD 1)
200 g Sellerieknolle geschält und 50 g Kartoffeln mit 1 EL Selleriegrün, klein geschnitten (MAD 1)
2/3 Kartoffelsuppe und 1/3 Blattspinat püriert, mit Sauerrahm garniert (MAD 2)
150 g Stangensellerie mit Grün und 100 g Kartoffeln (MAD 3)
150 g Kartoffeln und 100 g Brokkoli mit Brokkoliröschen als Einlage (MAD 3)
150 g Kartoffeln und 100 g Blumenkohl püriert mit 1 EL frischen Majoranblättern (MAD 3)

Nährwerte pro Portion:

- kcal 72
- EW 3,20
- F 2,15
- KH 8,10
- BE 0,0

Tipps rund um Basensuppen

Basensuppen
Trägt die Suppe beispielsweise den Namen Karottensuppe, so wird die Suppe mit ca. 2/3 Karotten und ca. 1/3 Kartoffeln gemischt, bei Fenchelsuppe 2/3 Fenchel und 1/3 Kartoffeln. Sie können die Suppen aber auch ohne Kartoffeln nur mit 250 g Gemüse machen.

Basensuppen durch Pürieren binden
Die beste Sämigkeit entsteht bei Kartoffel-Gemüsemischungen durch das Pürieren im Mixglas, weniger sämig wird die Suppe mit dem Stabmixer. Allerdings hat der Zauberstab den Vorteil, dass man im Kochtopf mixen kann und kein weiteres Geschirr benötigt.

Basensuppen zum Vorkochen
Abgekühlt hält die Basensuppe gut 2–3 Tage im Kühlschrank.
Machen Sie am besten gleich die angegebene Rezept-Menge für 4 Tassen Suppe. Davon essen Sie dann 1 oder 2 Portionen frisch, die weiteren 2 Portionen lassen Sie abkühlen und stellen sie in einem mit Klarsichtfolie abgedeckten Gefäß zum weiteren Gebrauch in den Kühlschrank.

Basensuppen zum Aufwärmen
Die kühl gestellte Suppe ganz oder nur einen Teil davon in einen Kochtopf geben, mit etwas Gemüsebrühe oder Wasser verdünnen, heiß machen und mit Frischkräutern abschmecken.

Basensuppen zum Einfrieren

Falls es nötig ist, können Sie die Basensuppen auch in einer größeren Menge vorkochen. Nach dem Erkalten in Behältern mit Deckel füllen und einfrieren. Beim Erwärmen eventuell mit Gemüsebrühe verdünnen und mit frischen Küchenkräutern gut abschmecken.

Aus Basensuppen Basensaucen ableiten

Bei geschicktem Würzen und Abschmecken mit Frischkräutern können Sie aus dicken Basensuppen auch sämtliche Basensaucen zu Gemüse-, Fleisch-, Geflügel- oder Fischgerichten ableiten. Gießen Sie einfach den passenden Bratensaft dazu.

Basensuppen immer anders schmecken lassen

Es kommt darauf an, für welche der angeführten Ableitungsformen Sie sich entschließen. Auf alle Fälle wird die Suppe verfeinert und abgeschmeckt. Dazu nehmen Sie frische Küchenkräuter (oder in Öl eingelegte Frischkräuter), Meersalz, frische Muskatnuss gerieben, etwas weißen Pfeffer aus der Mühle (oder gemahlene Galgantwurzel). Dann nehmen Sie einen Teil der Suppe heraus und rühren mit einem Schneebesen etwas Sauerrahm oder süßen Rahm (oder Schafs-, Hafer-, Reis- oder Sojamilch) dazu. Das Gemisch geben Sie in die Suppe zurück und verrühren es gut, damit die Suppe auch optisch gut aussieht. Dann heiß machen und servieren.

Basensuppen zum Aufwerten

Um Suppen aufzuwerten und optisch noch ansprechender zu gestalten, können Sie auch Brotwürfelchen, 2–3 EL gedämpfte Gemüsewürfelchen, Gemüsestreifen oder jede Form von frisch abgezupften Küchenkräutern verwenden. Am besten servieren Sie die Basensuppe in Bouillontassen, kleinen Schüsselchen oder kleinen Suppentellern.

Tipp: Basensuppen sind eine gute Möglichkeit für ein Essen zu Mittag oder nach der Kur am Abend. Um die Esskultur zu üben, ist es empfehlenswert, eine Scheibe Fladen oder ein Brötchen dazu zu essen (Rezept Seite 61 und 62). Für unterwegs nehmen Sie das Dinkelgebäck einfach mit.

Basensuppen als Kraftspender
Wer eine gehaltvollere Suppe benötigt, kann in die angerichtete Suppe zusätzlich 1 EL kaltgepresstes Olivenöl – oder andere kaltgepresste Pflanzenöle – geben. Bei Bedarf kann es auch etwas mehr sein!

Basensuppen mit Tiefkühlgemüse
Wenn es gar nicht anders geht, können Sie auch gefrorenes Gemüse kaufen und für die Rezepte der Basensuppen verwenden.

Tipp: Nach der MAD 3 können zur weiteren Geschmacksverbesserung auch etwas klein geschnittene Zwiebeln, Schalotten, Knoblauch- oder Lauchstücke mit den Kartoffeln oder mit dem Gemüse angeschwitzt werden.

Basensauce

Was ist eine Basensauce?

Eine Basensauce ist eine pürierte Kartoffelsauce, die individuell abgewandelt und gewürzt werden kann, je nachdem, zu welchem Gericht sie serviert werden soll. In der Regel rechnet man 60 ml Sauce pro Portion.
Sie können aber etwas mehr von dieser Grundsauce zubereiten und sie dann ungewürzt 2–3 Tage im Kühlschrank aufbewahren; bei Verwendung zweckentsprechend würzen und verfeinern. Auch eine Kartoffelsuppe vom Vortag lässt sich zu einer Basensuppe umfunktionieren.

Frische Küchenkräuter

Wichtig: Frischkräuter sind basisch und in der Milden Ableitungsdiät eine wichtige Ergänzung der Speisen!

Frische Kräuter sind aus einer guten Küche nicht wegzudenken. Sie sorgen für abgerundeten Geschmack der Speisen und sind zudem dekorativ. Wichtig ist, dass Frischkräuter nicht zu lange mitgekocht werden, weil sie sonst ihre Farbe verlieren. Das geschieht auch, wenn Kräutersuppen oder Kräutersaucen im Kochtopf zugedeckt werden. Thymian und Rosmarin sind weniger empfindlich als Basilikum oder Kerbel.

Wenn keine frischen Kräuter zu bekommen sind, gibt es die Möglichkeit, Kräuter gemixt mit kaltgepresstem Öl zu kaufen oder sie selbst herzustellen (siehe Tipp). Sie halten sich wochenlang im Kühlschrank. Durch den Schutz des Öls behalten die Kräuter ihren vollen Geschmack. Getrocknete Kräuter hingegen werden immer mit den Speisen mitgekocht, damit sie ihr Aroma entfalten können.

Tipp: Um Frischkräuter in Öl haltbar zu machen, gehen Sie wie folgt vor:
Klein geschnittener Oregano, Basilikum oder Thymian von den Stielen zupfen (Stiele für Gemüsebrühe verwenden) und im Cutter mit kaltgepresstem Olivenöl und Salz zu einer dicken Paste pürieren. In kleine Schraubgläser füllen und gekühlt aufbewahren!

Basensauce – Grundrezept (MAD 1)

4 Portionen

Zutaten:
200 g mehlige Kartoffeln geschält
50 g Staudensellerie mit Grün (nach der MAD: 3 Jungzwiebeln)
10 g Butter oder Olivenöl
1 Bund Frischkräuter (oder Frischkräuterpesto)
1 EL Sauerrahm (30 g)
ca. 1/2 l Gemüsebrühe oder Wasser mit 1 TL pflanzlicher Streuwürze
Meersalz
Muskatnuss frisch gerieben

Nährwerte pro Portion:
- kcal 64
- EW 1,42
- F 2,91
- KH 7,94
- BE 0,60

Zubereitung:

Kartoffeln vierteln oder achteln, Staudensellerie mit Grün klein schneiden, Kräuter von den Stielen zupfen. Sellerie mit Grün in einer Kasserolle mit Butter anschwitzen, Kartoffeln zugeben, mit Gemüsebrühe oder Wasser auffüllen, salzen und weich kochen lassen.
Im Mixglas oder mit dem Pürierstab pürieren, die Kräuter und den Sauerrahm mitmixen, mit Salz und Muskatnuss nachschmecken.

Tipp: Restliche Basensauce auskühlen lassen, umschütten und zugedeckt im Kühlschrank aufbewahren. Vor der weiteren Verwendung die Basensauce mit Gemüsebrühe verdünnen und abschmecken.

Basensauce zu Gemüse
Wird die Basensauce zu Gemüsegerichten serviert, so mischt man den bei der Gemüsezubereitung entstandenen Sud dazu und verfeinert mit Frischkräutern, Pesto und eventuell etwas Weißwein.

Basensauce zu Fleischgerichten
Kommt die Basensauce zu Fleischgerichten, so wird der abgelaufene Fleischsaft des Bratens oder Geflügels dazugemischt. Achten Sie aber darauf, dass die Grundsauce recht dick ist.

Basensauce zu Fischgerichten
Kommt die Basensauce zu Fischgerichten, geben Sie etwas Weißwein, Basilikum und den abgelaufenen Fischsaft (Fond) dazu.

Basensauce bei Kuhmilchunverträglichkeit
Verwenden Sie Sahne-, Schafs- oder Ziegenmilch. Zum Verfeinern nehmen Sie Crème légère auf pflanzlicher Basis.

Gemüsebrühe als Aufguss
Eine gut schmeckende Gemüsebrühe dient hier wiederum als Aufguss für sämtliche Rezepte. Notfalls können Sie stattdessen aber auch heißes Wasser mit etwas pflanzlicher Streuwürze (1 TL auf 1 l Wasser gemischt) verwenden.

Frische Kräuter oder gemixte Kräuter in Öl
Frisch geschnittene Küchenkräuter geben Basensaucen oder Gemüsesaucen den Geschmack und die Würze. Sie kommen immer erst zum Schluss dazu. Es gibt im Handel inzwischen frische Kräuter mit kaltgepressten Pflanzenölen. Im Glas halten sie gekühlt monatelang.

Kalorienarme Basensauce
In der Regel wird gedämpftes Gemüse in einer Pfanne mit Butter geschwenkt, damit es nicht so trocken ist. Eine einfache Methode, gegartes Gemüse oder Spinat zu binden oder cremig zu machen, besteht darin, einen Teil des weich gedämpften Gemüses mit so viel Flüssigkeit zu mixen, dass eine dickliche Sauce entsteht.

Tipp: Dadurch können Sie auf Fett, klassische Fett-Mehlbindungen oder Sahne verzichten, und das Gemüse wird bekömmlicher.

Nährwerte pro Portion:
- kcal 65
- EW 1,42
- F 2,91
- KH 8,0
- BE 0,62

Basen-Grundsauce – Abwandlungsmöglichkeiten (MAD 1)

Verwenden Sie dazu nur die abgezupften Blätter von frischen, jungen Küchenkräutern (die Stängel kommen in die Gemüsebrühe) und mixen Sie diese klein geschnitten mit der gekochten Basen-Grundsauce. Am besten im Mixglas, da die Sauce dann am cremigsten wird.

Majoran-Basensauce mit 2 EL Majoranblättern (oder Pesto)
Thymian-Basensauce mit 2 EL Thymianblättern (oder Pesto)
Basilikum-Basensauce mit 2 EL Basilikumblättern (oder Pesto)
Oregano-Basensauce mit 2 EL Oreganoblättern (oder Pesto)
Rosmarin-Basensauce mit 1 EL Rosmarinzweige (oder Pesto)
Bärlauch-Basensauce mit 2 EL Bärlauch (oder Pesto)
Minzen-Basensauce mit 2 EL Minzenblättern (oder Pesto)
Zitronenmelisse-Basensauce mit 2 EL Melissenblättern (oder Pesto)
Bachkresse-Basensauce mit 2 EL Bachkresse (oder Pesto)
Kerbel-Basensauce mit 3 EL Kerbel (oder Pesto)

Tipp: Für alle Basensaucen können Sie ebenso gekauftes Frischkräuterpesto verwenden. Es genügt ein Teelöffel davon. Diese Kräuter sind meist im Glas zu kaufen und halten im Kühlschrank monatelang. Frische Kräuter können Sie klein geschnitten im Cutter mit gutem Olivenöl zu einer Paste verarbeiten. Gut salzen! In kleine Gläser mit Schraubverschluss füllen und kühl stellen.

Gemüsegerichte

Als Vorspeise, Hauptgericht oder als Beilage

Mit Kräutern und Öl marinierte Gemüse gehören in großer Vielfalt zum Angebot der italienischen Küche.
Weich gegartes Gemüse, frische Kräuter und bestes Öl – so einfach ist das Rezept. Mit zartgrünem, duftendem Olivenöl übergossen, kann man von der Karotte bis zum Spinat jedes Gemüse zu einer Köstlichkeit machen, die gut vorbereitet und im Kühlschrank (je nach Gericht) 1–2 Tage aufbewahrt werden kann.

Gemüse zu Kartoffeln, Getreide, Nudeln, Fleisch oder Fisch

Die im Rezeptteil angeführten Gemüsegerichte sind auch ohne Beilage hervorragend als leichtes Mittagessen oder Abendessen geeignet.
Als Antipasti werden sie entweder leicht erwärmt und mit einem Stück Fladenbrot, als Beilage mit ein paar gedämpften Kartoffelscheiben, ein paar Nudeln oder einer kleinen Portion Reis oder anderem Getreide serviert.
Gedämpftes Gemüse ist schnell frisch zubereitet und eignet sich bestens zum Vorkochen. Sie können es im Dampf wieder erwärmen. Frisch gekocht bleibt aber frisch gekocht!

Gemüse erwärmen

Die restliche Portion in ein Gefäß geben und zugedeckt im Kühlschrank für den nächsten Tag aufbewahren. Da das Gemüse im Kühlschrank immer etwas fest wird, können Sie es auch in einer Pfanne oder im Wok mit etwas heißer Gemüsebrühe wieder aufwärmen.

Tiefkühlgemüse

Wenn es gar nicht anders geht, können Sie auch gefrorenes Gemüse kaufen und für die Rezepte verwenden. Es gibt bereits fertiges tiefgefrorenes Wurzelgemüse und vielerlei Gemüsemischungen. Achten Sie dabei auf beste Qualität und kaufen Sie das Gemüse natur, ohne Butter und weitere Zusätze. Tiefkühlgemüse (nach Packungsangabe) in einer Pfanne mit etwas Gemüsebrühe dünsten.
Die Zubereitung beeinflusst in erheblichem Maße den ernährungsphysiologischen Wert eines Lebensmittels. Beim Garen von Lebensmitteln sind Vitaminverluste nicht zu vermeiden. Darum: Richtige Gartemperatur und kurze Garzeit wählen. Dünsten oder Dämpfen sind die wertvollsten Garungsmethoden.

Zutaten:
300 g Karotten, Petersilienwurzeln, Sellerie, gelbe Rüben, Fenchel oder Pastinaken
ca. 65 ml Kräuter-Basensauce (Rezept Seite 72) oder Basensuppe (Rezept Seite 66)
Meersalz
Muskatnuss frisch gerieben

Nährwerte pro Portion:
- kcal 53
- EW 1,88
- F 0,32
- KH 10,16
- BE 0,25

Gemüse gedämpft (MAD 1)

2 Portionen

Zubereitung:

Das geputzte Gemüse in Scheiben schneiden und in einen Kocheinsatz geben. Etwas Wasser oder Gemüsebrühe in einen Topf geben und den Kocheinsatz hineinstellen, zudecken und weich dämpfen. Das Gleiche geht auch im Wok.
Basensuppe oder Basensauce in einer Pfanne oder Kasserolle erwärmen, Gemüse dazugeben, würzen und durchschwenken.

Tipp: Wenn Sie weder Suppe noch Sauce zum Binden haben, dann lassen Sie das Gemüse natur und geben 1 TL Kräuterpesto darüber.
Die mit kaltgepresstem Öl gemixten Kräuter gibt es im Glas in der Bioecke des Supermarktes oder im Reformhaus zu kaufen. Sie halten sich wochenlang im Kühlschrank.
Wenn Sie Frischkräuter kaufen, schlagen Sie diese in Alufolie ein und geben sie in den Kühlschrank. So halten sie eine Woche lang. Wenn Sie ein Pesto selber machen wollen, dann die klein geschnittenen Frischkräuter im Cutter mit kaltgepresstem Olivenöl zu einer Paste mixen. Gut salzen, in Gläser mit Schraubverschluss füllen und kühl stellen.

Abwandlungsmöglichkeiten (MAD 1)

Am Anfang nur eine Gemüsesorte

Gedämpftes Zucchinigemüse mit 1 TL Basilikumpesto
Gedämpftes Karottengemüse mit 1 TL Pesto von Kräutern der Provence
Gedämpfte gelbe Rüben mit 1 TL Oreganopesto
Gedämpfte Sellerieknolle mit 1 TL Majoranpesto
Gedämpfter Mangoldspinat mit 1 TL Mandelmus
Gedämpftes Fenchelgemüse mit 1 TL Fenchelkraut
Gedämpfte Pastinaken mit 1 TL Petersilienpesto
Gedämpfte Auberginenwürfel mit 3 EL Tomatenpesto
Gedämpfter Blattspinat mit 1 TL Mandelmus
Gedämpfter Chicorée mit 2 EL Tomatenpesto und 1 TL Basilikum

Schnelle Gemüsegerichte

Auch als leichtes Abendessen nach der Kur geeignet

Karotten mit gelben Rüben und Rucola (MAD 1)

2 Portionen

Zubereitung:

Gemüse putzen, waschen, schälen und in Scheibchen schneiden. Im Kocheinsatz weich dämpfen oder im Wok mit etwas Gemüsebrühe weich dünsten. Mit 2 EL klein geschnittenem Rucola und Basensauce (Rezept Seite 72) mischen. Mit Salz und Muskatnuss würzen. Das Gemüse lauwarm mit 1 EL kaltgepresstem Olivenöl übergießen.

Zutaten:

500 g Wurzelgemüse
2 EL Rucola oder Kresse klein geschnitten
60 ml Basensauce
1 EL (5 g) kaltgepresstes Olivenöl
Meersalz
weißer Pfeffer aus der Mühle

Nährwerte pro Portion:

- kcal 102
- EW 2,86
- F 3,01
- KH 14,94
- BE 0,25

Blattspinat mit Wurzelgemüse (MAD 1)

2 Portionen

Zubereitung:

Das Wurzelgemüse schälen und in Stifte schneiden. Im Kocheinsatz weich dämpfen, im Wok oder in der Pfanne mit etwas Gemüsebrühe weich dünsten.

Die gewaschenen und gut abgetropften Spinatblätter (junger Spinat mit Stielen) in einer Kasserolle mit 2 EL Gemüsebrühe zugedeckt etwa 1-2 Minuten zusammenfallen lassen, mit Salz und Muskat würzen. Bei Zubereitung im Wok kurz vor dem Garwerden des Gemüses den Spinat zugeben. Mit Basensauce, Mandelöl und Wurzelgemüse mischen. Mit Meersalz und frisch geriebener Muskatnuss würzen.

Tipp: Blattspinat sollte nicht aufbewahrt werden! Die Garzeit ist so kurz, dass dies auch nicht nötig ist.

Zutaten:

300 g Wurzelgemüse geputzt
200 g frische Spinatblätter geputzt
60 ml Basensauce
Meersalz
Muskatnuss frisch gerieben
1 TL (3 g) Mandelöl kaltgepresst

Nährwerte pro Portion:

- kcal 84
- EW 4,40
- F 2,12
- KH 10,72
- BE 0,25

Gemüsesalat mit Rosmarin und Basilikum (MAD 1)

2 Portionen

Zutaten:
500 g gemischtes Wurzelgemüse (Karotten, Sellerie, gelbe Rüben, Staudensellerie mit Grün)
2 EL Kräuterpesto
Meersalz
1/2 TL frischer Rosmarin fein geschnitten (oder Pesto)
1/2 TL frische Basilikumstreifen (oder Pesto)
1 EL kaltgepresstes Olivenöl
1 EL Balsamico-Essig

Nährwerte pro Portion:
- kcal 117
- EW 4,97
- F 4,78
- KH 12,56
- BE 0,0

Zubereitung:

Das Gemüse putzen, schälen und in Scheiben schneiden. Im Kocheinsatz weich dämpfen oder im Wok mit etwas Gemüsebrühe weich dünsten. Kurz abkühlen lassen und mit Kräutern, Salz, Öl und Essig warm anmachen.

Tipp: Je bunter der Gemüsesalat, desto schöner! Sie können unter das gedämpfte Gemüse auch grüne und weiße Spargelköpfe, Mangoldspinat, Champignons, Tomaten oder angebratene Auberginenwürfel mischen.

Sellerie mit Gemüse (MAD 1)

2 Portionen

Zutaten:
200 g Staudensellerie mit Grün (oder Knollensellerie)
300 g Wurzelgemüse (Karotten, gelbe Rüben, Pastinaken)
1 TL (3 g) Hanföl oder anderes Pflanzenöl kaltgepresst
60 ml Basensauce (Rezept Seite 72)
Meersalz
Muskatnuss frisch gerieben

Nährwerte pro Portion:
- kcal 78
- EW 5,60
- F 0,17
- KH 23,89
- BE 0,25

Zubereitung:

Den grünen Stangen- oder Staudensellerie waschen und mit einem kleinen Messer von den lästigen feinen Fäden befreien. Das Grün grob schneiden und hinterher zugeben. Staudensellerie in längliche Stücke schneiden und im Kocheinsatz weich dämpfen oder im Wok mit etwas Gemüsebrühe weich dünsten und kurz abkühlen lassen.

Das Gemüse mit kaltgepresstem Hanföl beträufeln und mit Selleriegrün und Basensauce mischen. Mit Salz und Muskatnuss würzen.

Tipp: Staudensellerie lässt sich auch mit jedem anderen Gemüse gut mischen.

Fenchelgemüse (MAD 1)

2 Portionen

Zutaten:
500 g junge, zarte Fenchelknollen mit Grün
1/8 l Basensauce
200 g Tomatenwürfel geschält und entkernt
1 EL (5 g) kaltgepresstes Mandelöl
Meersalz

Nährwerte pro Portion:
- kcal 79
- EW 5,35
- F 0,16
- KH 13,31
- BE 0.25

Zubereitung:

Das Fenchelgemüse putzen, dabei das Grün grob schneiden und zur Seite stellen.
Die Knollen halbieren und im Kocheinsatz weich dämpfen oder mit etwas Gemüsebrühe im Wok weich dünsten. Kurz abkühlen lassen. Dann das Fenchelgrün und die Basensauce untermischen und mit Meersalz würzen. Zuletzt die erwärmten Tomaten und das Mandelöl drübergeben.

Tipp: Gedämpfte oder gedünstete Fenchelknollen können Sie auch mit jedem anderen Gemüse mischen. Zum Schluss etwas grob geriebenen Schafs- oder Ziegenkäse darüber streuen.

Mangoldspinat mit Mandeln (MAD 2)

2 Portionen

Zutaten:
500 g Mangoldspinat
1 TL (3 g) kaltgepresstes Mandelöl
30 g grob gehackte Mandeln
60 ml Basensauce
Meersalz
Muskatnuss frisch gerieben

Nährwerte pro Portion:
- kcal 170
- EW 11,06
- F 8,19
- KH 11,32
- BE 0,25

Zubereitung:

Mangold putzen, waschen und grob schneiden. Die dickeren Stiele vom Blattgrün trennen. Diese zuerst entweder im Wok mit etwas Gemüsebrühe weich dünsten oder im Kocheinsatz weich dämpfen. Das Blattgrün kurz vor dem Garwerden der Stiele dazumischen und mitgaren.
Mit Meersalz und Muskatnuss abschmecken und mit warmer Basensauce und Mandelöl mischen.

Zucchini und Auberginengemüse mit Oliven (MAD 2)

2 Portionen

Zutaten:

250 g Zucchinischeiben
250 g Auberginenscheiben
1 EL kaltgepresstes Olivenöl
1 EL warmgepresstes Olivenöl zum Braten
30 g Olivenfleisch (evtl. grün und schwarz gemischt) klein geschnitten
1 EL Basilikumbättern fein geschnitten (oder 1 TL [5 g] Pesto)

Nährwerte pro Portion:

- kcal 103
- EW 6,28
- F 5,42
- KH 6,68
- BE 0,0

Zubereitung:

Das Gemüse nacheinander im Wok oder in einer sehr großen, flachen, beschichteten Pfanne mit warmgepresstem Olivenöl beidseitig anbraten (das Öl mit einem Pinsel in den Wok oder in die Pfanne streichen), herausnehmen und 1 EL kaltgepresstes Olivenöl darüber träufeln.

Tipp: Dazu passen geschälte, entkernte Tomatenwürfel mit Basilikumstreifen, leicht gesalzen und erwärmt.
Achten Sie darauf, dass das Gemüse nicht zu weich gegart wird, da es noch etwas nachzieht!

Überdämpfte Tomaten mit Basilikum und Schafsmozzarella (MAD 2)

2 Portionen

Zutaten:

500 g sonnengereifte, feste Tomaten oder Fleischtomaten
50 g Schafs-Mozzarella
1 Bund frisches Basilikum (oder Basilikumpesto)
1 EL (5 g) kaltgepresstes Olivenöl
Meersalz

Nährwerte pro Portion:

- kcal 118
- EW 9,14
- F 5,53
- KH 7,05
- BE 0,0

Zubereitung:

Den Strunk der Tomaten ausschneiden, die Tomaten auf der runden Seite leicht einritzen bzw. einschneiden und kurz ins kochende Wasser geben. Die Haut abziehen und die Tomaten in dickere Scheiben schneiden.
Auf Teller legen und dazwischen – dachziegelartig – Mozzarellascheiben und Basilikumblättchen legen. Darüber kommt nun das kaltgepresste Olivenöl oder Basilikumpesto und Meersalz.

Tipp: Sie können dieses Gemüse mit Zucchini, Auberginen oder Mangoldspinat beliebig mischen! Im Winter verwenden Sie besser eingelegte italienische Tomaten in Dosen als frische Tomaten!

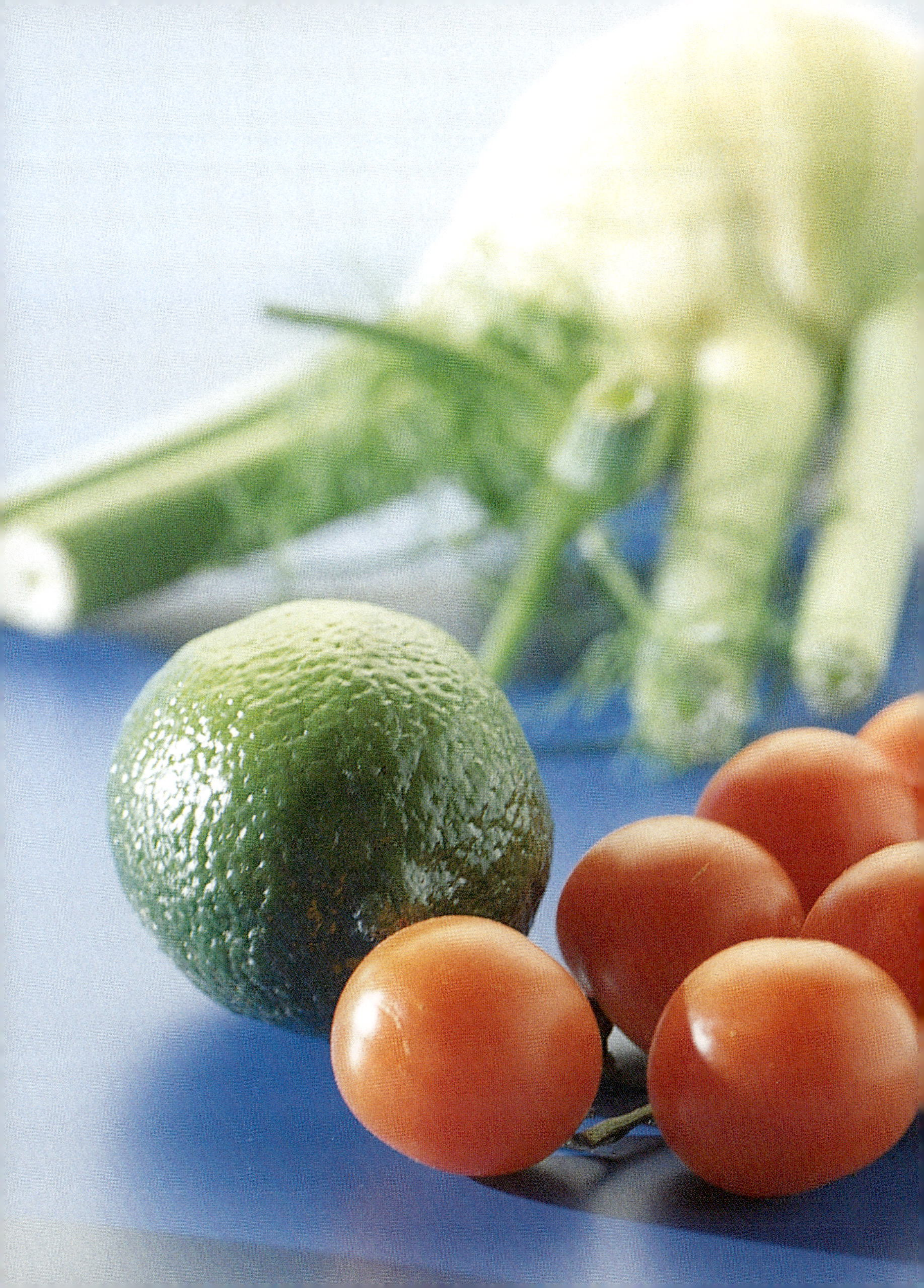

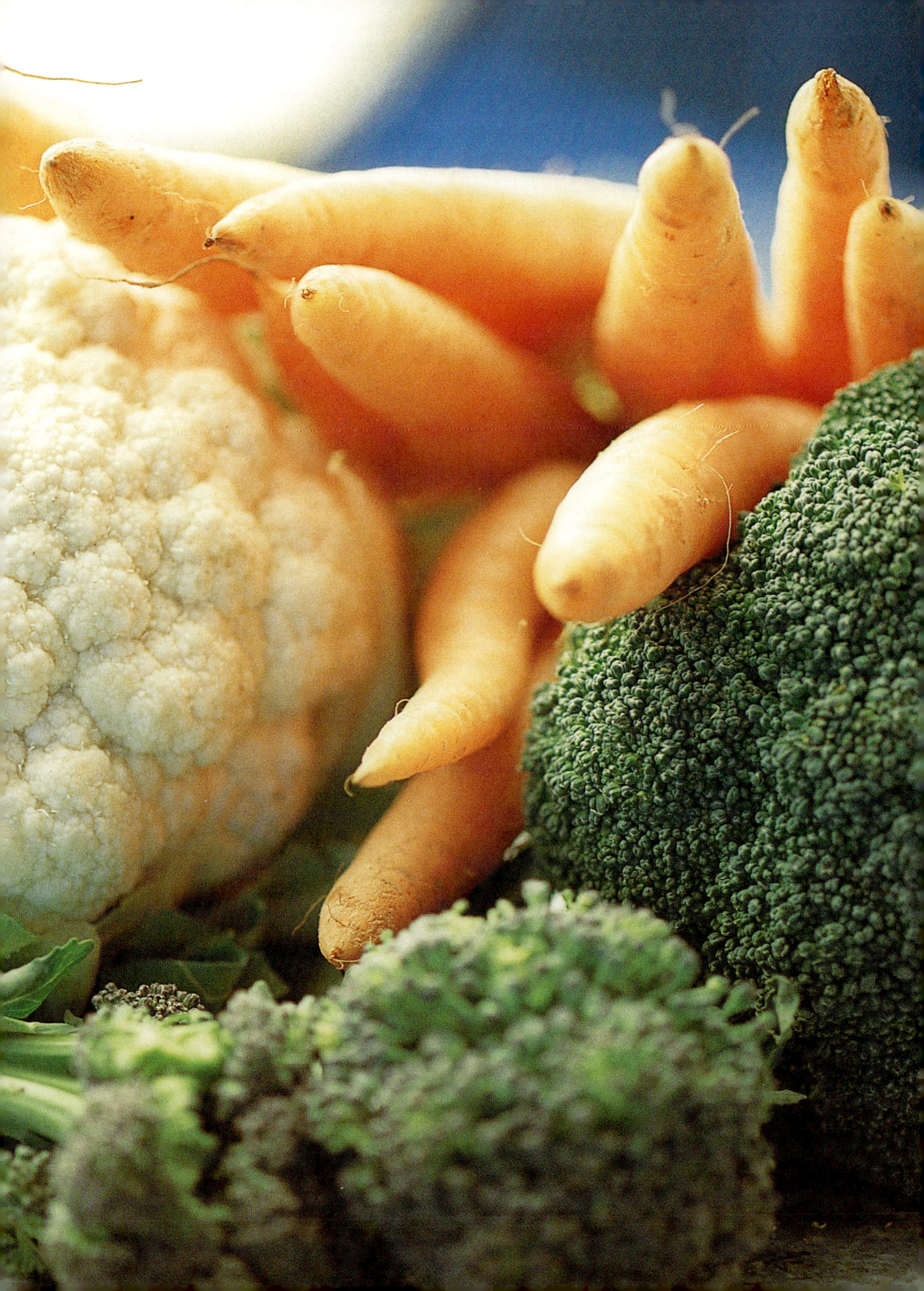

Gemüseratatouille mit Champignons (MAD 2)

2 Portionen

Zutaten:
500 g Gemüse gemischt (Karotten, gelbe Rüben, Zucchini, Pastinaken, Fenchel und/oder Sellerieknolle, evtl. auch Auberginen und Staudensellerie mit Grün)
1 Bund frisches Basilikum
Meersalz
Muskatnuss frisch gerieben
1/8 l Kräuter-Basensauce (Rezept Seite 72)
250 g frische Champignons
200 g Tomaten
1 Tl (3 g) Olivenöl

Zubereitung:

Das geputzte Gemüse in dünne Scheiben schneiden (Auberginen würfeln) und im Kocheinsatz knackig weich dämpfen. Zucchini extra zubereiten, da sie schnell gar sind. Champignons halbieren oder vierteln und in einer großen, beschichteten Pfanne mit Olivenöl anbräunen. Tomaten enthäuten und vierteln. Kerngehäuse entfernen und alles zum Gemüse mischen. Mit fein geschnittenen Basilikumstreifen und Meersalz würzen.
Zuletzt die Basensauce untermischen und mit Salz und Muskat nachwürzen.

Tipp: Sie können das Gemüse auch nacheinander im Wok anbraten und zur Seite stellen. Zuletzt alles gut heiß machen und evtl. mit 2–3 EL Basensauce (Rezept Seite 72) mischen.

Nährwerte pro Portion:
- kcal 109
- EW 9,34
- F 0,31
- KH 15,85
- BE 0,0

Brokkoli mit Blumenkohl und Pinienkernen (MAD 3)

2 Portionen

Zutaten:
250 g Brokkoliröschen geputzt
250 g Blumenkohlröschen geputzt
30 g gehackte Pinienkerne
1 EL (5 g) kaltgepresstes Olivenöl
1/8 l Kräuter-Basensauce
Meersalz
Muskatnuss frisch gerieben

Zubereitung:

Das Gemüse in Salzwasser nicht zu weich kochen. Abseihen (Wasser evtl. als Aufguss weiterverwenden). Mit gehackten Pinienkernen, der erwärmten Kräuter-Basensauce und 1 EL kaltgepresstem Olivenöl mischen und gut abschmecken.

Tipp: Die einzelnen Gemüsesorten können untereinander beliebig gemischt oder ausgetauscht werden! Wählen Sie die Variante, die Sie am liebsten mögen und auch am besten vertragen. Entscheiden Sie sich, ob Sie vorkochen wollen oder lieber nicht. Da Gemüse generell eine kurze Garzeit hat, ist es auch frisch zubereitet sehr schnell fertig.

Nährwerte pro Portion:
- kcal 182
- EW 8,98
- F 8,43
- KH 16,61
- BE 0,25

Kartoffelgerichte

Kartoffelbrei (MAD 1)

Nach der Kur auch als leichtes Abendessen

Die schnellste Möglichkeit in 5 Minuten:
Es gibt im Handel Kartoffelflocken (biologisch) zu kaufen, die wohl am schnellsten fertig sind. Sie werden einfach mit Flüssigkeit (Milch) zum Kochen gebracht und gewürzt. Siehe dazu Kochanweisung auf der Packung. Fertig ist der Grundbrei! Aber auch ein frisch gemachter Kartoffelbrei ist in 15–20 Minuten fertig.

Kartoffelbrei – Grundrezept

2 Portionen

Zutaten:
250 g mehlige Kartoffeln
10 g Butter
ca. 1/8 l Sahnemilch, Milch oder Gemüsebrühe mit 2 EL (20 g) Sahne
Meersalz
Muskatnuss frisch gerieben

Nährwerte pro Portion:
- kcal 166
- EW 4,68
- F 6,52
- KH 21,57
- BE 1,75

Zubereitung:

Die geschälten Kartoffeln klein schneiden und im Kocheinsatz weich dämpfen.
Die Milch mit der Butter erwärmen. Kartoffeln durchdrücken und schnell mit der heißen Milch verrühren. Mit Salz und Muskatnuss abschmecken.

Tipp: Die Kartoffeln können auch mit der Schale im Kocheinsatz gedämpft, dann gepellt und durchgedrückt werden.

Gemüse als Beilage (MAD 1)

Am Anfang jedes Gemüse einzeln für sich

Gedämpftes Zucchinigemüse mit 1 TL Basilikumpesto
Gedämpftes Karottengemüse mit 1 TL Pesto von Kräutern der Provence
Gedämpfte gelbe Rüben mit 1 TL Oreganopesto
Gedämpfte Sellerieknolle mit 1 TL Majoranpesto
Gedämpfter Mangoldspinat mit 1 TL Mandelmus
Gedämpftes Fenchelgemüse mit 1 TL Fenchelkraut
Gedämpfte Pastinaken mit 1 TL Petersilienpesto
Gedämpfte Auberginenwürfel mit 3 EL Tomatenpesto

Tipps rund um den Kartoffelbrei

Kartoffelbrei für Basensauce
Notfalls können Sie vom Kartoffelbrei die Kräuter-Basensauce ableiten. Etwas verdünnen und mit 1 TL Kräuterpesto oder Frischkräutern würzen.

Kartoffelbrei zum Vorkochen
Sie können den erkalteten Kartoffelbrei zugedeckt im Kühlschrank aufbewahren.
Da er dadurch fest wird, am besten in einer großen, flachen Kasserolle oder Pfanne mit Milch oder Gemüsebrühe verrühren und wieder erwärmen. Danach erneut abschmecken und mit entsprechender Beilage oder Gemüse servieren.

Kartoffelbrei zum Einfrieren
Falls Sie keine andere Möglichkeit sehen, können Sie Kartoffelbrei mit dem Gemüse – zusammen oder separat – auch in kleinen Behältern mit Deckel einfrieren und wieder erwärmen.

Kartoffelbrei als schnelle Basensauce
Kartoffelbrei kann mit vielen frischen Kräutern (je nach Gericht) und 2 EL (20 g) Sahne vermengt auch zu einer sämigen Basensauce umfunktioniert werden. Dazu mischt man dann den Saft von frisch gebratenem Huhn, Fleisch oder Fisch.

Nährwerte pro Portion:
- kcal 198
- EW 5,91
- F 6,77
- KH 27,57
- BE 1,75

Gemüse zum Kartoffelbrei (MAD 1–3)
Ideal auch als leichtes Abendessen nach der Kur

Kartoffelbrei mit Zucchinigemüse (Rezept Seite 80) (MAD 1)
Kartoffelbrei mit Karotten und gelben Rüben (Rezept Seite 77) (MAD 1)
Kartoffelbrei mit Wurzelgemüse (Rezept Seite 117) (MAD 1)
Kartoffelbrei mit Fenchelgemüse (Rezept Seite 79) (MAD 1)
Kartoffelbrei mit Mangoldspinat (Rezept Seite 79) (MAD1)
Kartoffelbrei mit Auberginengemüse (Rezept Seite 112) (MAD1)
Kartoffelbrei mit Spiegelei (Das Spiegelei wird ohne Fett in einer beschichteten Pfanne mit ganz wenig Gemüsebrühe zubereitet. Es darf immer nur ganz wenig davon in der Pfanne sein!) (MAD 2)
Kartoffelbrei mit Sesam und Leinöl (Rezept Seite 98) (MAD 2)
Kartoffelbrei mit Gemüseratatouille (Rezept Seite 116) (MAD 2)
Kartoffelbrei mit Tomaten und Schafsmozzarella
(Rezept Seite 80) (MAD 3)
Kartoffelbrei mit Avocadowürfeln (MAD 3)
Kartoffelbrei mit Räucherforellenfilet (MAD 3)
Kartoffelbrei mit Rucola und Radicchio (Rezept Seite 113) (MAD 3)
Kartoffelbrei mit Schafskäse (Rezept Seite 88) (MAD 3)

Folienkartoffeln oder Pellkartoffeln
Auch als leichtes Abendessen nach der Kur

Zutaten:
2 mittelgroße Kartoffeln, ca. 400 g (mittelfeste bzw. etwas mehlige Kartoffelsorten)

Folienkartoffeln
2 Portionen

Zubereitung:
Die Kartoffeln werden unter fließendem Wasser sauber gebürstet, in Alufolie gewickelt und im Backofen bei 200 °C ca. 1 Stunde gebacken.
Danach der Länge nach einschneiden, etwas aufbrechen und mit oder ohne Folie servieren. Sie können die Kartoffeln in Folie einige Zeit gut warm halten oder am Morgen vorkochen, auskühlen lassen und dann abends im Kocheinsatz über Dampf wieder erwärmen! Frisch gekocht bleibt aber frisch gekocht!

Pellkartoffeln

2 Portionen

Zutaten:
2 mittelgroße Kartoffeln, ca. 400 g
(mittelfeste bzw. etwas mehlige Kartoffelsorten)

Zubereitung:

Die gesäuberten Kartoffeln mit der Schale im Kocheinsatz weich dämpfen. Sie können die Pellkartoffeln auch vordämpfen und später im Kocheinsatz wieder erwärmen. Zur Not können Sie auch die vorgedämpften Kartoffeln in Alufolie einschlagen und als Folienkartoffeln verwenden.

Folienkartoffeln mit Sauerrahm (MAD 1)

2 Portionen

Zutaten:
2 mittelgroße mehlige Kartoffeln (ca. 400 g)
2 EL (60 g) Sauerrahm

Zubereitung:

Kartoffeln wie oben beschrieben dämpfen. Sauerrahm auf die aufgebrochene Kartoffel geben oder separat dazu servieren.

Nährwerte pro Portion:

- kcal 177
- EW 5,01
- F 3,22
- KH 30,61
- BE 2,50

10 Sauerrahm-Saucen (MAD 1–3)

2 EL Sauerrahm vermischt mit 1 EL Basilikumpesto (im Glas) (MAD 1)
2 EL Sauerrahm vermischt mit 1 EL Pesto von Kräutern der Provence (MAD 1)
2 EL Sauerrahm vermischt mit 1 EL Olivenöl kaltgepresst (MAD 1)
2 EL Sauerrahm vermischt mit 1 El Tomatenpüree (im Glas) (MAD 2)
2 EL Sauerrahm vermischt mit 1 EL echtem Currypulver (im Glas) (MAD 2)
2 EL Sauerrahm vermischt mit 1 EL Sesampaste (im Glas) (MAD 2)
2 EL Sauerrahm vermischt mit 1 EL geriebenem Schafskäse (MAD 2)
2 EL Sauerrahm vermischt mit 1 EL Mandelpaste (Bioecke) (MAD 2)
2 EL Sauerrahm vermischt mit 1 EL Olivenfleisch klein geschnitten (MAD 3)
2 EL Sauerrahm vermischt mit 1 EL Avocado-Mus (im Glas) (MAD 3)
Alle Saucen mit Meersalz und Frischkräutern abschmecken.

Nährwerte pro Portion:

- kcal 199
- EW 5,01
- F 5,71
- KH 30,61
- BE 2,50

Tipp: Die Sauerrahmsaucen halten sich gut zugedeckt 2–3 Tage im Kühlschrank.

Nährwerte pro Portion:
- kcal 181
- EW 5,55
- F 0,52
- KH 36,82
- BE 2,50

Folien- oder Pellkartoffeln mit einer Gemüsesorte (MAD 1)

Gedämpftes Zucchinigemüse mit 1 TL Basilikumpesto
Gedämpftes Karottengemüse mit 1 TL Pesto von Kräutern der Provence
Gedämpfte gelbe Rüben mit 1 TL Oreganopesto
Gedämpfte Sellerieknolle mit 1 TL Majoranpesto
Gedämpfter Mangoldspinat mit 1 TL Mandelmus
Gedämpftes Fenchelgemüse mit 1 TL Fenchelkraut
Gedämpfte Pastinaken mit 1 TL Petersilienpesto
Gedämpfte Auberginenwürfel mit 3 EL Tomatenpesto
Gedämpfter Blattspinat mit 1 TL Mandelmus
Gedämpfter Chicorée mit 2 EL Tomatenpesto und 1 TL Basilikum

Nährwerte pro Portion:
- kcal 218
- EW 5,58
- F 4,68
- KH 36,85
- BE 2,50

Folien- oder Pellkartoffeln mit gemischtem Gemüse (MAD 1–3)

Kartoffeln mit Fenchelgemüse (Rezept Seite 79) (MAD 1)
Kartoffeln mit Rosmaringemüse (Rezept Seite 78) (MAD 1)
Kartoffeln mit Blattspinat und Wurzelgemüse (Rezept Seite 77) (MAD 1)
Kartoffeln mit Tomaten-Basilikum und Mozzarella (Rezept Seite 110) (MAD 2)
Kartoffeln mit Gemüseratatouille (Rezept Seite 120) (MAD 2)
Kartoffeln mit Karotten, gelben Rüben und Rucola (Rezept Seite 77) (MAD 2)
Kartoffeln mit Mangoldspinat und Mandeln (Rezept Seite 99) (MAD 2)
Kartoffeln mit Zucchini-Auberginengemüse (Rezept Seite 80) (MAD 2)
Kartoffeln mit Staudensellerie und Gemüse (Rezept Seite 78) (MAD 2)
Kartoffeln mit Brokkoli und Pinienkernen (Rezept Seite 81) (MAD 3)

Weitere Abwandlungsmöglichkeiten (MAD 1–2)

Nach der Kur auch als leichtes Abendessen

Zu den warmen Kartoffeln passen sehr gut sämtliche Aufstriche (Rezept Seite 55 ff.) als Füllung. Rechnen Sie pro Portion 40 g Aufstrich. Sie können zu den Aufstrichen aber auch Dampfkartoffeln machen, pellen und in dickere Scheiben schneiden. Die Aufstriche in einem kleinen Schüsselchen servieren.

Pellkartoffeln mit Gervaisaufstrich (80 g – Rezept Seite 55) (MAD 1)
Pellkartoffeln mit Kräuteraufstrich (80 g – Rezept Seite 56) (MAD 1)
Pellkartoffeln mit Liptaueraufstrich (80 g – Rezept Seite 56) (MAD 1)
Pellkartoffeln mit Forellenaufstrich (80 g – Rezept Seite 57) (MAD 1)
Pellkartoffeln mit Thunfischaufstrich (80 g – Rezept Seite 57) (MAD 1)
Pellkartoffeln mit Sesamaufstrich (80 g – Rezept Seite 58) (MAD 1)
Pellkartoffeln mit Käse-Gemüseaufstrich (80 g – Rezept Seite 58) (MAD 1)
Pellkartoffeln mit Tofu-Gemüseaufstrich (80 g – Rezept Seite 58) (MAD 1)
Pellkartoffeln mit Rinderschinkenaufstrich (80 g – Rezept Seite 58) (MAD 1)

Nährwerte pro Portion:

- kcal 190
- EW 12,79
- F 1,64
- KH 29,62
- BE 2,50

Pellkartoffeln mit Gemüse (MAD 1–2)

Pellkartoffeln mit Karotten und gelben Rüben (150 g – Rezept Seite 77) (MAD 1)
Pellkartoffeln mit (gekochtem) Gemüsesalat (150 g – Rezept Seite 78) (MAD 1)
Pellkartoffeln mit Gemüseratatouille (150 g – Rezept Seite 120) (MAD 2)
Pellkartoffeln mit Zucchini-Auberginengemüse (150 g – Rezept Seite 80) (MAD 2)
Pellkartoffeln mit Basilikum und Schafskäse (150 g – Rezept Seite 88) (MAD 2)
Pellkartoffeln mit Mangoldspinat und Haselnussöl (150 g – Rezept Seite 79) (MAD 2)
Pellkartoffeln mit Blattspinat und Pinienkernen (150 g – Rezept Seite 77) (MAD 2)

Nährwerte pro Portion:

- kcal 218
- EW 5,58
- F 4,68
- KH 36,85
- BE 2,50

Weitere Varianten

Pellkartoffeln mit Tomaten und Basilikum (MAD 2)
2 Portionen

Zutaten:
4 mittelgroße mehlige Kartoffeln (400 g)
150 g geschälte und entkernte Tomatenwürfel
1 EL Basilikumstreifen frisch geschnitten (oder 1 TL Kräuterpesto)
Meersalz
weißer Pfeffer aus der Mühle

Nährwerte pro Portion:
- kcal 167
- EW 4,79
- F 1,97
- KH 31,57
- BE 2,50

Zubereitung:
Geben Sie in die aufgebrochenen Kartoffeln oder zu den gedämpften Kartoffeln die Tomatenwürfel, vermischt mit 1 EL frisch geschnittenen Basilikumstreifen, gewürzt mit Meersalz und weißem Pfeffer aus der Mühle.

Pellkartoffeln mit Schafskäse und Zitronenmelisse (MAD 2)
2 Portionen

Zutaten:
4 mittelgroße mehlige Kartoffeln (400 g)
50 g geriebener Schafskäse
1 EL (30 g) Sauerrahm
1 TL frische Zitronenmelisse fein geschnitten (oder 1 TL Kräuterpesto)
Meersalz
weißer Pfeffer aus der Mühle

Nährwerte pro Portion:
- kcal 218
- EW 8,80
- F 6,42
- KH 30,11
- BE 2,50

Zubereitung:
Geben Sie in die aufgebrochenen Kartoffeln oder zu den gedämpften Kartoffeln geriebenen Schafskäse, gemischt mit Sauerrahm und Zitronenmelisse.
Mit Meersalz und weißem Pfeffer aus der Mühle abschmecken.

Pellkartoffeln mit Hüttenkäse und Bärlauchstreifen (MAD 3)

2 Portionen

Zutaten:

4 mittelgroße mehlige Kartoffeln (400 g)
100 g Hüttenkäse
1 EL frische Bärlauchstreifen (Basilikum oder Kresse)
Meersalz
weißer Pfeffer aus der Mühle

Zubereitung:

Geben Sie in die aufgebrochenen Kartoffeln oder zu den gedämpften Kartoffeln Hüttenkäse, gemischt mit fein geschnittenen Bärlauchstreifen. Mit Meersalz und weißem Pfeffer aus der Mühle abschmecken.

Nährwerte pro Portion:

- kcal 182
- EW 10,73
- F 0,92
- KH 31,27
- BE 2,50

Pellkartoffeln mit Sauerrahm und Räucherlachs (MAD 3)

2 Portionen

Zutaten:

4 mittelgroße mehlige Kartoffeln (400 g)
1 EL (30 g) Sauerrahm
30 g Räucherlachs fein gewürfelt
Meersalz
weißer Pfeffer aus der Mühle

Zubereitung:

Geben Sie in die aufgebrochenen Kartoffeln oder zu den gedämpften Kartoffeln 1 EL (30 g) Sauerrahm, mit 20 g fein gewürfeltem Räucherlachs oder Räucherforelle vermischt. Mit Meersalz und weißem Pfeffer aus der Mühle abschmecken.

Nährwerte pro Portion:

- kcal 177
- EW 7,71
- F 2,27
- KH 30,11
- BE 2,50

Pellkartoffeln mit Kaviar und Bachkresse (MAD 3)

2 Portionen

Zutaten:

4 mittelgroße mehlige Kartoffeln (400 g)
1 EL (30 g) Sauerrahm
1 hart gekochtes Ei (50 g) klein gehackt
1 EL Bachkresse fein geschnitten (oder 1 TL Kräuterpesto)
2 TL (30 g) feiner Kaviar
Meersalz
weißer Pfeffer aus der Mühle

Nährwerte pro Portion:

- kcal 237
- EW 11,68
- F 6,84
- KH 30,89
- BE 2,50

Zubereitung:

Geben Sie in die aufgebrochenen Kartoffeln oder zu den gedämpften Kartoffeln Sauerrahm, vermischt mit klein gehacktem Ei und fein geschnittener Bachkresse (oder Brunnenkresse). Gewürzt wird mit Meersalz und Pfeffer aus der Mühle.
Den Kaviar geben Sie mit einem kleinen Löffel obenauf. Garniert wird mit etwas Bachkresse oder anderen Küchenkräutern.

Kartoffelgnocchi – Schnelle Gnocchi in 5 Minuten

Sie können Kartoffelgnocchi (aus Dinkelmehl) bereits fertig kaufen und im Kocheinsatz über Dampf warm machen und eventuell in einer Pfanne mit etwa 5–10 g zerlassener Butter durchschwenken. Rechnen Sie ca. 120 g Gnocchi pro Portion. Sie halten sich gut zugedeckt im Kühlschrank.
Die warm gemachten Gnocchi mit den verschiedenen Gemüsesorten anrichten.
Geputztes und gewaschenes Gemüse klein schneiden und im Kocheinsatz über Dampf weich garen. Danach leicht salzen und mit den frisch geschnittenen Küchenkräutern oder mit Pesto vermischen.

Tipp: Sie können das Gemüse auch zusätzlich mit 2–3 EL Basensauce (Rezept Seite 72) binden. Die Basensauce kann für solche Zwecke 2–3 Tage im Kühlschrank stehen!

Kartoffelgnocchi mit einer Gemüsesorte (MAD 1)

Am Anfang jedes Gemüse einzeln für sich

Nährwerte pro Portion:
- kcal 177
- EW 4,47
- F 6,93
- KH 23,36
- BE 1,25

Gedämpftes Zucchinigemüse mit 1 TL Basilikumpesto
Gedämpftes Karottengemüse mit 1 TL Pesto von Kräutern der Provence
Gedämpfte gelbe Rüben mit 1 TL Oreganopesto
Gedämpfte Sellerieknolle mit 1 TL Majoranpesto
Gedämpfter Mangoldspinat mit 1 TL Mandelmus
Gedämpftes Fenchelgemüse mit 1 TL Fenchelkraut
Gedämpfte Pastinaken mit 1 TL Petersilienpesto
Gedämpfte Auberginenwürfel mit 3 EL Tomatenpesto
Gedämpfter Blattspinat mit 1 TL Mandelmus
Gedämpfter Chicorée mit 2 EL Tomatenpesto und 1 TL Basilikum

Kartoffelgnocchi mit gemischtem Gemüse (MAD 1–3)

Nährwerte pro Portion:
- kcal 328
- EW 11,47
- F 2,62
- KH 62,91
- BE 5,12

Gnocchi mit Karotten, gelben Rüben und Rucola (Rezept Seite 77) (MAD 1)
Gnocchi mit Mangoldspinat und Mandeln (Rezept Seite 99) (MAD 1)
Gnocchi mit Blattspinat und Wurzelgemüse (Rezept Seite 77) (MAD 1)
Gnocchi mit Zucchini-Auberginengemüse (Rezept Seite 80) (MAD 2)
Gnocchi mit Fenchelgemüse (Rezept Seite 79) (MAD 2)
Gnocchi mit Tomaten, Basilikum und Schafsmozzarella (Rezept Seite 88) (MAD 2)
Gnocchi mit Gemüseratatouille (Rezept Seite 120) (MAD 2)
Gnocchi mit Staudensellerie und Gemüse (Rezept Seite 78) (MAD 2)
Gnocchi mit Brokkoli und Pinienkernen (Rezept Seite 81) (MAD 3)

Zutaten:
650-700 g mehlige Kartoffeln
ca. 200–250 g frisch gemahlenes, feines Dinkelvollwertmehl
1 Hühnerei (60 g)
ca. 50–100 g Dinkel- oder Weizengrieß
Meersalz
Muskatnuss frisch gerieben

Nährwerte pro Portion:
- kcal 428
- EW 14,95
- F 9,20
- KH 63,74
- BE 5,80

Dinkelgnocchi – Grundrezept (MAD 1)

4 Portionen

Zubereitung:

Die Kartoffeln mit einer Bürste unter fließendem Wasser gut waschen, abtrocknen, in Alufolie wickeln und im vorgeheizten Ofen bei 200 °C ca. 1 Stunde backen. Herausnehmen, die Folie entfernen und die Kartoffeln pellen.

Sie können die Kartoffeln ohne weiteres eine längere Zeit im Backofen liegen lassen. Auf alle Fälle sollten sie noch warm sein, wenn Sie den Teig zubereiten. Bei Zeitmangel lassen Sie die fertigen Kartoffeln in der Folie im ausgeschalteten Backrohr liegen, bis Sie dazu kommen, den Teig zuzubereiten. Mit einem Backofentimer können Sie gut vorarbeiten, wenn sich der Ofen nach einer Stunde selbst ausschaltet.

Das Mehl auf eine Arbeitsfläche häufen, in die Mitte eine Mulde drücken, Salz und Ei hineingeben. Die heißen Kartoffeln durch eine Kartoffelpresse kranzförmig auf den Mehlrand drücken und alles zu einem glatten Teig verkneten. Dabei mit einer Teigkarte von außen nach innen arbeiten. Zuletzt mit den bemehlten Händen durcharbeiten. Den Teig kurze Zeit ruhen lassen.

Kartoffelteig zu dünnen Strängen von etwa 2 cm Dicke rollen und gut mit Mehl bestäuben. Davon ca. 1 cm lange Stücke abschneiden (aus dem gleichen Teig können Sie auch Kartoffelnudeln formen) und wieder mit Mehl bestäuben.

Die Gnocchi nacheinander in sprudelnd kochendes Salzwasser einlegen und leicht köcheln lassen. Sobald die Gnocchi (oder Nudeln) an die Oberfläche steigen, nur noch ganz kurz köcheln lassen und mit einem Schaumlöffel herausheben, gut abtropfen lassen und in einer beschichteten Pfanne mit 20 g zerlassener Butter und 20 g frischem Rucola – grob geschnitten – schwenken bzw. kurz anbraten. Anrichten und mit 20 g frisch geriebenem Parmesan servieren.

Für den nächsten Tag oder später die restlichen Gnocchi erkalten lassen (gut abdecken, damit sie keine Haut bekommen) und dann im Dampf wieder erwärmen oder in einer beschichteten Pfanne mit wenig Öl und Butter ausgepinselt anbraten. Zum Gemüse servieren.

Sie können die fertig gekochten Gnocchi auch auf ein Backblech legen, anfrieren, vom Blech nehmen und in kleinen Gefäßen mit Deckel einfrieren. In einer beschichteten Pfanne oder im Wok wieder erwärmen und leicht anbraten.

Abwandlungsmöglichkeiten (MAD 2–3)

Nach der Kur evtl. auch als leichtes Abendessen

Kartoffelgnocchi mit Tomaten und Basilikum (MAD 2)

2 Portionen

Zubereitung:

Die heißen oder erkalteten Gnocchi in einer beschichteten Pfanne oder im beschichteten Wok mit Butter und Olivenöl langsam anbraten. Tomatenwürfel und Kräuter untermischen. Mit Meersalz und etwas weißem Pfeffer aus der Mühle würzen.
Zuletzt mit 30 g frisch geriebenem Schafs- oder Ziegenkäse mischen und servieren.

Zutaten:

2 Portionen Gnocchi (siehe Grundrezept)
10 g Butter und 1 TL (3 g) Olivenöl
150 g geschälte, entkernte Tomatenwürfel
1 EL frische Basilikumblätter (Rucola oder Kresse) fein geschnitten
30 g Schafs- oder Ziegenkäse frisch gerieben
Meersalz
etwas weißer Pfeffer aus der Mühle

Nährwerte pro Portion:

- kcal 416
- EW 14,40
- F 11,17
- KH 63.09
- BE 5,12

Kartoffelgnocchi mit Blattspinat und Schafskäse (MAD 2)

2 Portionen

Zubereitung:

Die heißen oder erkalteten Gnocchi in einer beschichteten Pfanne oder im Wok mit Butter und Olivenöl langsam anbraten und zur Seite schieben. Blattspinat zugeben. Kurz abdecken und zusammenfallen lassen. Mit Meersalz und frisch geriebener Muskatnuss würzen. Mit Schafskäse und mit frischen Basilikumblättern mischen.

Zutaten:

2 Portionen Gnocchi (siehe Grundrezept)
10 g Butter und 1 TL Olivenöl
ca. 100 g geputzter junger Blattspinat (frisch oder gefroren)
Meersalz
Muskatnuss frisch gerieben
40 g Schafskäse frisch gerieben
1 EL frische Basilikumblätter (oder 1 TL Kräuter in Öl)

Nährwerte pro Portion:

- kcal 415
- EW 14,54
- F 11,96
- KH 61,15
- BE 5,12

Kartoffelgnocchi mit Zucchinistreifen und Rucola (MAD 2)

2 Portionen

Zutaten:

2 Portionen Gnocchi (siehe Grundrezept)
10 g Butter und
1 TL Olivenöl
100 g fein geschnittene Zucchinistreifen
30 g grob geschnittener Rucola
(oder 1 TL Kräuterpesto)
Meersalz und weißer Pfeffer aus der Mühle

Nährwerte pro Portion:

- kcal 373
- EW 11,54
- F 8,30
- KH 61,65
- BE 5,12

Zubereitung:

Die heißen oder erkalteten Gnocchi in einer großen beschichteten Pfanne oder im Wok mit Butter und Olivenöl langsam anbraten. Mit Zucchinistreifen und Rucola mischen.
Kurz mitbraten lassen und mit Meersalz und weißem Pfeffer aus der Mühle würzen.

Kartoffelgnocchi mit Auberginen und Tomaten (MAD 2)

2 Portionen

Zutaten:

2 Portionen Gnocchi (siehe Grundrezept)
10 g Butter und
1 TL Olivenöl
100 g geschälte Auberginenwürfel klein gewürfelt
Meersalz
weißer Pfeffer aus der Mühle
100 g geschälte Tomaten klein gewürfelt
1 EL frische kleine Basilikumblätter
(oder 1 TL Kräuterpesto)

Nährwerte pro Portion:

- kcal 377
- EW 11,69
- F 8,29
- KH 62,41
- BE 5,12

Zubereitung:

Die heißen oder erkalteten Gnocchi in einer großen beschichteten Pfanne oder im Wok mit 10 g Butter und 1 TL Olivenöl langsam anbraten. Auberginenwürfel vorher kurz anbraten oder mitbraten. Mit Meersalz und weißem Pfeffer aus der Mühle würzen. Zuletzt die gewürfelten Tomaten und die Basilikumblätter untermischen. Mit Basilikumblättern garnieren.

Kartoffelgnocchi mit Gemüseratatouille (MAD 2)

2 Portionen

Zubereitung:

Die heißen oder erkalteten Gnocchi in einer großen beschichteten Pfanne oder im Wok mit 10 g Butter und Olivenöl langsam anbraten. Mit 200 g Gemüseratatouille mischen.
Mit frisch gezupften Oreganoblättchen kurz durchschwenken und mit Meersalz und wenig weißem Pfeffer aus der Mühle abschmecken. Mit Oreganoblättchen garnieren.

Zutaten:

2 Portionen Gnocchi (siehe Grundrezept)
10 g Butter und
1 TL Olivenöl
200 g fertiges Gemüseratatouille (Rezept Seite 81)
Meersalz
weißer Pfeffer aus der Mühle
1 EL frische Oreganoblättchen (oder 1 TL Kräuterpesto)

Nährwerte pro Portion:

- kcal 394
- EW 12,12
- F 8,40
- KH 65,94
- BE 5,12

Kartoffelgnocchi mit Bärlauch und Radicchio (MAD 3)

2 Portionen

Zubereitung:

Die heißen oder erkalteten Gnocchi in einer flachen beschichteten Pfanne oder im Wok mit Butter und Olivenöl langsam anbraten und fein geschnittenen Bärlauch und Gemüseradicchio dazumischen. Kurz mitbraten. Mit Meersalz und weißem Pfeffer aus der Mühle würzen. Auf Tellern anrichten und mit frisch geriebenem Parmesan bestreuen. Mit Bärlauchstreifen garnieren.

Zutaten:

2 Portionen Gnocchi (siehe Grundrezept)
10 g Butter und
1 TL Olivenöl
20 g Bärlauch fein geschnitten (oder 1 TL Kräuter in Öl)
50 g Gemüseradicchio (nicht Salat, denn dieser ist bitter)
Meersalz
weißer Pfeffer aus der Mühle
30 g Parmesan frisch gerieben

Nährwerte pro Portion:

- kcal 442
- EW 16,28
- F 13,48
- KH 62,58
- BE 5,12

Maisgerichte und Polenta

Die Rezepte sind für 2 Portionen berechnet. Eine Portion kann gleich gegessen werden, die zweite kann abgekühlt für den Abend oder den nächsten Tag – gut zugedeckt – im Kühlschrank aufbewahrt werden.
Die Maisgerichte beim Wiedererwärmen im Wok oder im flachen Kochtopf immer mit etwas Gemüsebrühe verdünnen und mit etwas Basensuppe oder Basensauce cremig machen.

Zutaten:
1 Tasse (120 g) Maisgrieß oder frisch geschroteter Mais
ca. 2 Tassen (200 ml) Wasser oder Gemüsebrühe, Sahne-, Kuh-, Schafs- oder Ziegenmilch
Meersalz

Nährwerte pro Portion:
207
- kcal 2,07
- E 5,28
- F 0,66
- KH 44,42
- BE 3,75

Mais oder Polenta – Grundrezept (MAD 1)

2 Portionen

Zubereitung:
Mais oder Polenta in einem Topf (ohne Fett) anrösten. Mit Gemüsebrühe (oder Milch) aufgießen, salzen und aufkochen lassen. Kochplatte auf Stufe 1 zurückschalten (oder ausschalten) und zugedeckt etwa 15–20 Minuten ausdünsten lassen. Fertig ist die Polenta.
Wenn Sie eine Portion für später aufbewahren wollen, dann ausgekühlt und zugedeckt in den Kühlschrank stellen. Wollen Sie bereits vorgekochte Polenta wieder erwärmen, so müssen Sie diese in einer größeren Kasserolle oder im Wok mit 2-3 EL Flüssigkeit (Gemüsebrühe oder Sahnemilch) vermengen, mit einer Gabel zerdrücken und heiß machen. Danach muss aber sämtliche Flüssigkeit verdunstet sein.

Tipp: Entweder Sie lassen die Polenta so, wie sie ausgedämpft ist, oder Sie mischen nach dem Garen in die warme Polenta 1 TL (10 g) Sauerrahm (10% F) oder ca. 40 ml Kräuter-Basensauce (Rezept Seite 77). Dadurch wird sie cremiger und lässt sich leichter portionieren. Dazu servieren Sie Gemüse.

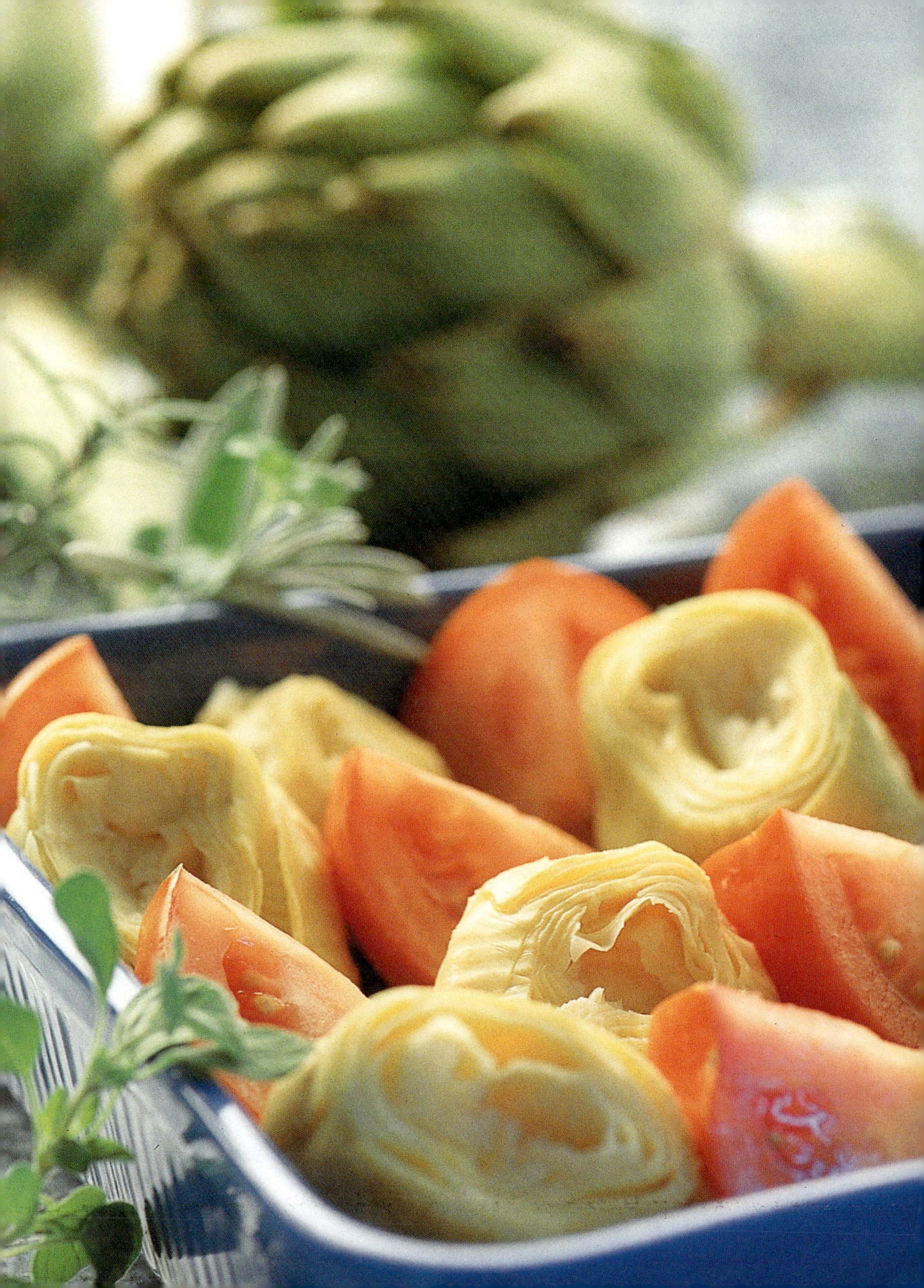

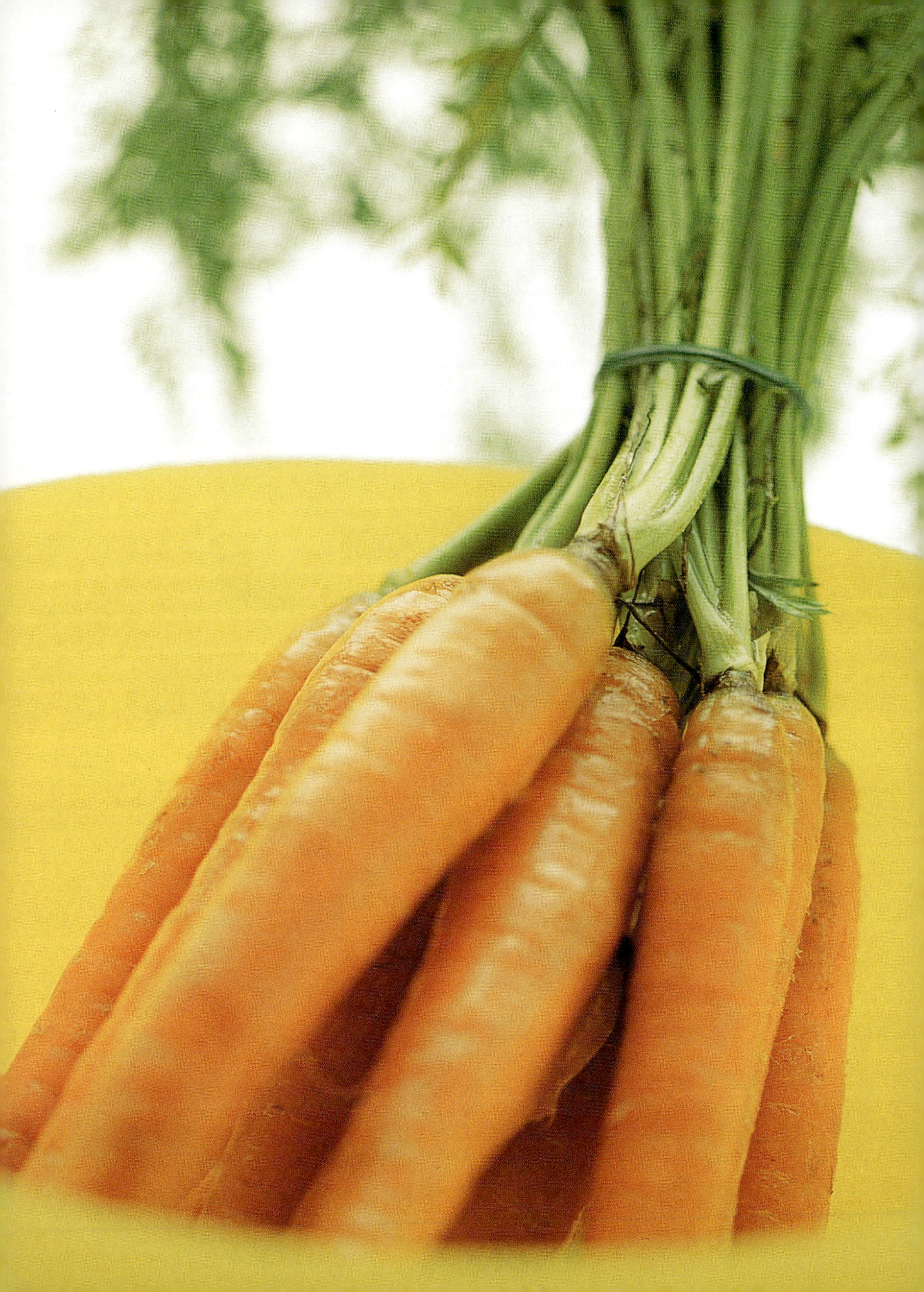

Polenta mit einer Gemüsesorte (MAD 1)

Zu Beginn der Kur jedes Gemüse einzeln mit fein geschnittenen Frischkräutern oder mit fertigem Kräuterpesto vermischen. Da das Pesto mit Salz konserviert wird, erübrigt sich das Nachsalzen zumeist.

Gedämpftes Zucchinigemüse mit 1 TL Basilikumpesto
Gedämpftes Karottengemüse mit 1 TL Pesto von Kräutern der Provence
Gedämpfte gelbe Rüben mit 1 TL Oreganopesto
Gedämpfte Sellerieknolle mit 1 TL Majoranpesto
Gedämpfter Mangoldspinat mit 1 TL Mandelmus
Gedämpftes Fenchelgemüse mit 1 TL Fenchelkraut
Gedämpfte Pastinaken mit 1 TL Petersilienpesto
Gedämpfte Auberginenwürfel mit 3 EL Tomatenpesto
Gedämpfter Blattspinat mit 1 TL Mandelmus
Gedämpfter Chicorée mit 2 EL Tomatenpesto und 1 TL Basilikum

Mais oder Polenta mit gemischtem Gemüse (MAD 1–2)

Mais mit Rosmaringemüse (Rezept Seite 78) (MAD 1)
Mais mit Fenchelgemüse (Rezept Seite 79) (MAD 1)
Mais mit Tomaten-Basilikum und Schafsmozzarella (Rezept Seite 110) (MAD 2)
Mais mit Gemüseratatouille (Rezept Seite 81) (MAD 2)
Mais mit Karotten, gelben Rüben und Rucola (Rezept Seite 77) (MAD 2)
Mais mit Mangoldspinat und Mandeln (Rezept Seite 99) (MAD 2)
Mais mit Blattspinat und Wurzelgemüse (Rezept Seite 77) (MAD 2)
Mais mit Zucchini-Auberginengemüse (Rezept Seite 80) (MAD 2)
Mais mit Staudensellerie und Gemüse (Rezept Seite 78) (MAD 2)
Mais mit Brokkoli und Pinienkernen (Rezept Seite 81) (MAD 3)

Nährwerte pro Portion:

- kcal 240
- EW 6,51
- F 0,91
- KH 50,25
- BE 3,75

Weitere Abwandlungsmöglichkeiten (MAD 1–3)

Zubereitet im Topf oder im Wok

Zutaten:
Polenta – Grundrezept
1 EL (30 g) Sauerrahm (10% F)
1 EL (10 g) Sojasauce
200 g gemischtes Wurzelgemüse oder Fenchel
60 ml Basensauce

Nährwerte pro Portion:
- kcal 271
- EW 7,38
- F 2,43
- KH 53,71
- BE 4,0

Polenta mit Sauerrahm und Gemüse (MAD 1)

2 Portionen

Zubereitung:
Polenta nach dem Grundrezept zubereiten und auf einem Teller anrichten. Sauerrahm mit Sojasauce vermischen und dazugeben. 200 g klein geschnittenes Wurzelgemüse im Kocheinsatz weich dämpfen und mit Basensauce vermischt und gut abgeschmeckt zur Polenta servieren.

Zutaten:
Polenta – Grundrezept
Meersalz
1 EL (30 g) Sauerrahm
1 EL (10 g) Sesampaste ungesalzen
1 EL (5 g) Sesamöl
1 EL frische Basilikumblättchen
300 g gedämpftes Wurzelgemüse (Rezept Seite 77)

Nährwerte pro Portion:
- kcal 301
- EW 7,63
- F 6,35
- KH 52,19
- BE 3,75

Polenta mit Sesam und Basilikumgemüse (MAD 1)

2 Portionen

Zubereitung:
Die ausgedämpfte Polenta mit Sauerrahm, Sesamöl und ungesalzener Sesampaste mischen.
Das gedämpfte Gemüse mit frischen, fein geschnittenen Basilikumblättchen mischen.

Tipp: Wollen sie die Sesampaste selbst herstellen, so mixen sie in einer alten elektrischen Kaffeemühle 2 EL Sesamkörner mit 1 El Sesamöl.

Polenta mit Kürbisgemüse (MAD 2)

2 Portionen

Zutaten:
Polenta – Grundrezept
Meersalz
frisches Kerbelkraut
1 Eidotter
300 g Muskatkürbis (oder Zucchini)
1 TL (3 g) Olivenöl
30 g Staudensellerie mit Grün, klein geschnitten
1 EL (10 g) Kürbiskerne geröstet
1 EL (5 g) kaltgepresstes Kürbiskernöl
1 TL (10 g) Sauerrahm

Nährwerte pro Portion:
- kcal 317
- EW 9,02
- F 9,42
- KH 48,46
- BE 3,75

Zubereitung:

Polenta nach dem Grundrezept weich dünsten – entweder mit Gemüsebrühe oder mit Milch zubereiten. Nach dem Garen 1 Eidotter unter die Masse mischen und anrichten.
Für das Kürbisgemüse Muskatkürbis schälen, in grobe Würfel schneiden. Olivenöl in eine Kasserolle oder in den Wok geben. Sellerie darin anschwitzen, Kürbis zugeben und zugedeckt, unter ständiger Zugabe von kleinen Mengen Gemüsebrühe, weich dünsten. Zuletzt grob gehackte Kürbiskerne und kurz vor dem Anrichten Kürbiskernöl untermischen. Mit Sauerrahm und Kerbelkraut garnieren.

Polenta mit Mangoldgemüse (MAD 2)

2 Portionen

Zutaten:
Polenta – Grundrezept
Meersalz
Muskatnuss frisch gerieben
weißer Pfeffer aus der Mühle
300 g Mangoldspinat
etwas Gemüsebrühe
1/8 l Basensauce (Rezept Seite 72)
1 TL (10 g) Sauerrahm

Nährwerte pro Portion:
- kcal 265
- EW 9,04
- F 1,63
- KH 51,73
- BE 4,0

Zubereitung:

Polenta nach dem Grundrezept zubereiten.
Mangoldspinat zuerst putzen, waschen und die Stiele in grobe Stücke schneiden. Das Grün etwas größer schneiden. Zuerst die Stiele in einer größeren Kasserolle (oder im Kocheinsatz) mit 2–3 EL Gemüsebrühe bissfest garen. Dann das Mangoldgrün zugeben, mit Meersalz, weißem Pfeffer aus der Mühle und wenig Muskatnuss würzen und so lange garen, bis auch das Grün weich ist. Mit 1/8 l Basensauce mischen und zur Polenta servieren. Mit 1 TL Sauerrahm garnieren.

Polenta mit Mandelmus und Avocado (MAD 3)

2 Portionen

Zutaten:
Polenta – Grundrezept
Meersalz
Muskatnuss
frisch gerieben
etwas Zitronensaft
100 g = 1/2 gut reife
Avocado gewürfelt
20 g Mandelmus
(Reformhaus)

Nährwerte pro Portion:
- kcal 372
- EW 8,10
- F 17,82
- KH 44,82
- BE 3,75

Zubereitung:
Polenta mit Milch nach dem Grundrezept ausdünsten lassen und mit dickem Mandelmus mischen. Mit Meersalz und wenig Muskatnuss abschmecken.
Die Avocadowürfel mit etwas Zitronensaft marinieren und leicht salzen. Zur Polenta anrichten.

Tipp: Sie können Mandelmus auch selbst machen: Gestiftete Mandeln in einem Cutter mit 2 EL kaltgepresstem Mandelöl mixen und leicht salzen!

Polenta mit Hüttenkäse und Oliven (MAD 3)

2 Portionen

Zutaten:
Polenta – Grundrezept
Meersalz
1 TL frische Basilikumblättchen
1 EL (30 g) Sauerrahm
30 g Olivenfleisch
gewürfelt
100 g Hüttenkäse
200 g Wurzelgemüse
geputzt
60 ml Basensauce
1 TL (10 g) Sauerrahm

Nährwerte pro Portion:
- kcal 335
- EW 13,64
- F 6,44
- KH 54,26
- BE 4,0

Zubereitung:
Polenta nach Grundrezept ausdünsten und mit Meersalz und fein geschnittenen Basilikumblättchen würzen. Dann Hüttenkäse und Oliven untermischen. Gemüse klein schneiden und im Kocheinsatz weich dämpfen. Mit Basensauce vermischen und mit Sauerrahm garnieren. Zur Polenta servieren.

Reisgerichte

Als Mittagessen oder nach der Kur auch als leichtes Abendessen

Reis oder Risotto?

Für Beilagen verwenden Sie Langkornreis. Basmati ist eine bekannte Sorte und zählt zu den besten weißen Reissorten. Verwenden Sie vorerst nur weißen Reis, denn Vollwertreis erfordert eine sehr hohe Verdauungsleistung und kommt deshalb erst nach der MAD auf die Speisenkarte. Die Garzeit verlängert sich dabei entscheidend. Ein guter Vollwertreis braucht bis zu einer Stunde, weißer Reis ist in 20 Minuten fertig.
Für Risotto verwenden Sie guten Rundkornreis. Sie benötigen mehr Flüssigkeit, damit das Risotto cremig wird. Die Kunst besteht darin, das Risotto „al dente“ zu halten. Mit etwas Weißwein und Basensauce gelingt dies aber gut.

Reis zum Vorkochen

Damit Sie den Reis vorkochen können, sind alle Rezepte für 2 Portionen berechnet.
Wir gehen davon aus, dass eine Portion gleich angerichtet und in die entsprechende Ableitungsform gebracht wird.

Reis zum Aufwärmen

Die zweite Portion wird gut zugedeckt in den Kühlschrank gestellt und bei Bedarf in einer großen flachen Pfanne mit etwas Gemüsebrühe heiß gemacht. Dabei muss die Brühe völlig verdunstet sein. Dann mit etwas Basensauce cremig machen.

Reis-Gemüsegerichte oder Risotto zum Einfrieren

Sie können gekochten Reis oder Risotto mit dem Gemüse auch gut einfrieren und später in einer Pfanne mit etwas Wasser oder Gemüsebrühe wieder heiß machen. Zum Einfrieren kleine Behälter mit Deckel verwenden. Das Gemüse zum Reis mischen oder extra einfrieren.

Reis – Grundrezept (MAD 1)

Grundrezept – 2 Portionen

Zutaten:
100 g weißer Lang- oder Rundkornreis (Basmati, parboiled)
1 TL (3 g) Olivenöl
30 g Staudensellerie mit Selleriegrün
65 ml Weißwein (nur bei Risotto) oder Gemüsebrühe
ca. 400 ml Wasser oder Gemüsebrühe (bei Risotto, bei Langkornreis 450 ml)
Meersalz
weißer Pfeffer aus der Mühle
1 TL pflanzliche Streuwürze

Nährwerte pro Portion:

- kcal 213
- EW 3,46
- F 1,77
- KH 40,56
- BE 3,25

Zubereitung:

Staudensellerie mit Grün grob schneiden (nach der MAD: Schalotten oder Zwiebeln fein würfeln) und im Wok mit Olivenöl glasig schwitzen. Den Reis zugeben, kurz mitschwitzen lassen, salzen und mit Wasser und Streuwürze oder mit Gemüsebrühe nach und nach aufgießen. Zugedeckt bei milder Hitze etwa 20–30 Minuten dünsten lassen. Bei Risotto zuletzt mit Weißwein aufgießen und mit weißem Pfeffer aus der Mühle und etwas Salz abschmecken.

Reis mit einer Gemüsesorte (MAD 1)

Am Anfang jedes Gemüse einzeln mit klein geschnittenen Frischkräutern oder fertigem Kräuterpesto

Gedämpftes Zucchinigemüse mit 1 TL Basilikumpesto
Gedämpfte gelbe Rüben mit 1 TL Oreganopesto
Gedämpfte Sellerieknolle mit 1 TL Majoranpesto
Gedämpfter Mangoldspinat mit 1 TL Mandelmus
Gedämpftes Fenchelgemüse mit 1 TL Fenchelkraut
Gedämpfte Pastinaken mit 1 TL Petersilienpesto
Gedämpfte Auberginenwürfel mit 3 EL Tomatenpesto
Gedämpfter Blattspinat mit 1 TL Mandelmus
Gedämpfter Chicorée mit 2 EL Tomatenpesto und 1 TL Basilikum

Langkornreis mit gemischtem Gemüse (MAD 1–3)

Nährwerte pro Portion:

- kcal 239
- EW 4,44
- F 1,97
- KH 45,36
- BE 3,25

Reis mit Fenchelgemüse (Rezept Seite 79) (MAD 1)
Reis mit Karotten, gelben Rüben und Rucola (Rezept Seite 77) (MAD 1)
Reis mit Mangoldspinat und Mandeln (Rezept Seite 99) (MAD 1)
Reis mit Blattspinat und Wurzelgemüse (Rezept Seite 77) (MAD 1)
Reis mit Rosmaringemüse (Rezept Seite 78) (MAD 1)
Reis mit Tomaten-Basilikum und Schafsmozzarella (Rezept Seite 80) (MAD 2)
Reis mit Gemüseratatouille (Rezept Seite 81) (MAD 2)
mit Zucchini-Auberginengemüse (Rezept Seite 80) (MAD 2)
Reis mit Staudensellerie und Gemüse (Rezept Seite 78) (MAD 2)
Reis mit Brokkoli und Pinienkernen (Rezept Seite 81) (MAD 3)

Weitere Abwandlungsmöglichkeiten (MAD 2–3)

Im Wok oder in der Kasserolle zubereitet

Rucola-Reis oder Risotto mit Parmesan (MAD 1)

2 Portionen

Zubereitung:

Das frisch zubereitete oder bereits vorgekochte und erwärmte Risotto mit zerlassener Butter, frisch geriebenem Parmesan und fein geschnittenem Rucola oder Gartenkresse mischen.
Falls Sie noch 3–4 EL Basensauce oder dicke Basensuppe vom Vortag übrig haben sollten, können Sie das Risotto damit cremiger machen.

Tipp: In der traditionellen Küche wird zum Risotto immer viel Rahm verwendet, den wir aus Gründen der Fetteinsparung aber meiden wollen. Verwenden Sie die fettarme Basensauce!

Zutaten:

Reis oder Risotto – Grundrezept
10 g Butter
20 g Parmesan
20 g Rucola oder Kresse
60 ml Basensauce
Meersalz
weißer Pfeffer aus der Mühle

Nährwerte pro Portion:

kcal	306
EW	7,03
F	9,43
KH	42,81
BE	3,50

Brennnessel- oder Löwenzahnrisotto (MAD 2)

2 Portionen

Zubereitung:

Im Frühling, von März bis Mai, können Sie mit den ersten frischen Kräutern ein köstliches Risotto machen. Geben Sie ziemlich zum Schluss entweder junge Brennnesseln oder jungen Löwenzahn grob geschnitten zum Risotto, und lassen Sie nur noch kurz nachdünsten, sodass die Frischkräuter knackig bleiben.
Beides können Sie noch mit feinen Streifen von frischem Bärlauch vollenden. Mit frisch geriebenem Parmesan, Schafs- oder Ziegenkäse bestreuen.

Tipp: Um das Risotto wieder zu erwärmen oder cremiger zu machen, können Sie ca. 65 ml dicke Basensuppe oder Basensauce verwenden.

Zutaten:

Reis oder Risotto – Grundrezept
30 g junge Brennnesseln oder junger Löwenzahn
20 g frischer Bärlauch (oder 1 TL Kräuterpesto)
20 g Parmesan (Schafs- oder Ziegenkäse) frisch gerieben

Nährwerte pro Portion:

kcal	258
EW	6,69
F	5,25
KH	40,56
BE	3,25

Fischrisotto mit Safran (MAD 2)

2 Portionen

Zutaten:

Reis oder Risotto – Grundrezept
1/2 TL Safran-Fäden
150 g kleine filetierte Fischstücke (Zander/Barsch/Saibling)
1 TL frische Basilikumstreifen (oder Basilikumpesto)
100 g Wurzelgemüse klein geschnitten

Nährwerte pro Portion:

- kcal 287
- EW 17,67
- F 2,55
- KH 42,96
- BE 3,25

Zubereitung:

Bereiten Sie zuerst ein Risotto nach dem Grundrezept zu. Geben Sie beim Dünsten des Reises das Gemüse und die Safranfäden dazu. Sollten Sie dazu einen Wok verwenden, brauchen Sie den filetierten, marinierten und mit Basilikumstreifen gewürzten Fisch nur auf das fertige Risotto zu legen, mit dem Deckel schließen und etwa 3–5 Minuten gar ziehen lassen.
Bei Verwendung von Langkornreis wird der Fisch im Kocheinsatz gedämpft.

Krebsrisotto mit Tomaten und Rucola (MAD 2)

2 Portionen

Zutaten:

Reis oder Risotto – Grundrezept
50 g eingelegte Flusskrebse oder frische Shrimps
100 g Spinatblätter frisch oder gefroren
20 g Rucola oder Kresse
100 g geschälte Tomatenwürfel
20 g Parmesan oder Schafskäse
1 TL gehackte Petersilie

Nährwerte pro Portion:

- kcal 296
- EW 13,09
- F 5,77
- KH 42,43
- BE 3,25

Zubereitung:

Risotto nach dem Grundrezept zubereiten. Junge Spinatblätter oder Rucola zugeben. Tomatenwürfel, Krebse und fein geriebenen Käse mit gehackter Petersilie untermischen.

Kräuterreis oder Risotto mit Auberginen und Tomaten (MAD 2)

2 Portionen

Zutaten:
Reis oder Risotto – Grundrezept
200 g Auberginenwürfel
1 EL frische Majoran- oder Oreganoblätter (oder Kräuterpesto)
100 g geschälte und gewürfelte Tomaten
20 g Parmesan gerieben
60 ml Basensauce
Meersalz, weißer Pfeffer aus der Mühle
30 g Staudensellerie mit Grün
60 ml Weißwein

Zubereitung:

In der Kasserolle oder im Wok werden zuerst die Auberginenwürfel in Olivenöl mit fein gewürfeltem Staudensellerie mit Grün angeschwitzt (nach der MAD: Schalotten). Dann kommt der Reis dazu und wird mit der Gemüsebrühe weich gedünstet. Wein und frisch geschnittene Küchenkräuter untermischen. Sie können auch fertig gekaufte, in Öl eingelegte Kräuter verwenden. Zuletzt kommen die gewürfelten Tomaten dazu und der frisch geriebene Parmesan.
Alles mit Salz und weißem Pfeffer aus der Mühle abschmecken. Zum Verfeinern mischen Sie zuletzt noch etwas Basensauce drunter.

Nährwerte pro Portion:

- kcal 297
- EW 8,81
- F 5,56
- KH 47,31
- BE 3,50

Reis oder Risotto mit Oliven und Tomaten (MAD 2)

2 Portionen

Zutaten:
Reis oder Risotto – Grundrezept
50 g Oliven grün und schwarz gemischt
1 TL frische Küchenkräuter (oder Kräuterpesto)
100 g geschälte und entkernte Tomaten
60 ml Basensauce
Meersalz
weißer Pfeffer aus der Mühle
60 ml Weißwein

Zubereitung:

Gehen Sie nach Grundrezept vor und dünsten Sie zuerst den Reis mit Gemüsebrühe und Weißwein. Dann entsteinen Sie die Oliven. Das Olivenfleisch grob schneiden. Oliven, fein geschnittene Küchenkräuter, Basensauce und Tomaten untermischen und alles mit Meersalz und weißem Pfeffer abschmecken.

Nährwerte pro Portion:

- kcal 269
- EW 4,69
- F 5,08
- KH 45,47
- BE 3,50

Nudelgerichte

Als Mittagessen und leichtes Abendessen nach der Kur

Tipp: Nudeln werden in einer nahezu unüberschaubaren Vielfalt angeboten. Die Italiener sind Meister darin, um jeder neuen Kreation einen klangvollen Namen zu geben.
Es werden Spaghetti in jeder Form angeboten – von hauchdünnen Cappelini über Spaghettini, Spaghetti und Spaghettoni bis hin zu den dicken Linguine und Fetucelle.
Beim Kochen der Nudeln ist der richtige Garpunkt wichtig. „Al dente“, also bissfest, sollen die Nudeln sein, damit sie so richtig gut schmecken. Die italienischen Nudeln werden aus Hartweizengrieß ohne Ei hergestellt und sind daher für unsere Kostform ideal. Aber auch ein selbst gemachter Nudelteig ist keine Hexerei!

Nudeln in viel Wasser kochen

Viel Wasser ist zum Kochen von Nudeln notwendig. Die Faustregel heißt 1 Liter Wasser pro 100 g Nudeln. Das Wasser soll immer sprudelnd kochen, bevor Sie die Nudeln einlegen. Einen Löffel Öl geben Sie nur bei selbst gemachten Nudeln ins Wasser, da die Gefahr des Zusammenklebens besteht (Mehl statt Grieß). „Al dente“ = bissfest kochen, mit einem Netzschöpfer herausnehmen oder abseihen, mit etwas Butter bepinseln, gut durchmischen und entsprechend ableiten.

Nudeln – Grundrezept (MAD 1)

2 Portionen

Zutaten:
150 g Spaghetti oder Hartweizengrießnudeln ohne Ei
1 1/2 Liter Wasser
10 g Butter
Meersalz

Nährwerte pro Portion:
- kcal 298
- EW 9,41
- F 5,06
- KH 52,87
- BE 4,50

Zubereitung:

Kochen Sie am besten gleich 2 Portionen Nudeln „al dente“. Nicht abschrecken, sondern nur gut abtropfen lassen und gleich mit zerlassener Butter vermischen.
Eine Portion zum sofortigen Verzehr verwenden, die zweite Portion für später abgekühlt und zugedeckt im Kühlschrank aufbewahren. Nach dem Aufwärmen (siehe unten) mit zerlassener Butter beträufeln.

Nudeln aufwärmen

Gekochte kalte Nudeln entweder in der Pfanne mit wenig Gemüsebrühe heiß machen – die Brühe muss danach verdunstet sein – oder im kochenden Salzwasser in einem Spitzsieb aufwärmen. Danach gut abtropfen lassen und mit etwas zerlassener Butter beträufeln.

Nudeln zum Einfrieren

Sie können die gekochten Nudeln auch als Vorrat einfrieren. Dazu kleine Behälter mit Deckel verwenden. Die Zulagen wie Gemüse separat einfrieren und warm machen.

Nudeln mit einer Gemüsesorte (MAD 1)

Sie können das klein geschnittene, weich gedämpfte Gemüse mit 2-3 EL Basensauce und klein geschnittenen Frischkräutern oder Kräuterpesto mischen und auf oder zu den Nudeln anrichten.

Nährwerte pro Portion:
- kcal 320
- EW 10,20
- F 7,80
- KH 52,80
- BE 4,50

Gedämpftes Zucchinigemüse mit 1 TL Basilikumpesto
Gedämpftes Karottengemüse mit 1 TL Pesto von Kräutern der Provence
Gedämpfte gelbe Rüben mit 1 TL Oreganopesto
Gedämpfte Sellerieknolle mit 1 TL Majoranpesto
Gedämpfter Mangoldspinat mit 1 TL Mandelmus
Gedämpftes Fenchelgemüse mit 1 TL Fenchelkraut
Gedämpfte Pastinaken mit 1 TL Petersilienpesto
Gedämpfte Auberginenwürfel mit 3 EL Tomatenpesto
Gedämpfter Blattspinat mit 1 TL Mandelmus
Gedämpfter Chicorée mit 2 EL Tomatenpesto und 1 TL Basilikum

Nudeln mit gemischtem Gemüse (MAD 1–3)

Nährwerte pro Portion:
- kcal 324
- EW 10,39
- F 5,26
- KH 57,67
- BE 4,50

Nudeln mit 1 EL gutem Basilikumpesto (MAD 1)
Nudeln mit Fenchelgemüse (Rezept Seite 79) (MAD 1)
Nudeln mit Karotten, gelben Rüben und Rucola (Rezept Seite 77) (MAD 1)
Nudeln mit Blattspinat und Wurzelgemüse (Rezept Seite 77) (MAD 1)
Nudeln mit Rosmaringemüse (Rezept Seite 78) (MAD 1)
Nudeln mit 20 g Parmesan, Schafs- oder Ziegenkäse gerieben (MAD 2)
Nudeln mit Zucchini-Auberginengemüse (Rezept Seite 80) (MAD 2)
Nudeln mit Tomaten-Basilikum und Schafsmozzarella (Rezept Seite 80) (MAD 2)

Nudeln mit Gemüseratatouille (Rezept Seite 81) (MAD 2)
Nudeln mit Mangoldspinat und Mandeln (Rezept Seite 99) (MAD 2)
Nudeln mit Staudensellerie und Gemüse (Rezept Seite 78) (MAD 2)
Nudeln mit Brokkoli und Pinienkernen (Rezept Seite 81) (MAD 3)

Tipp: Im Handel sind bereits gute Dinkelnudeln zu bekommen, die Sie auf die gleiche Art zubereiten können wie die Hartweizengrießnudeln.

Hausgemachte Dinkelnudeln in 10 Minuten

Beim selbst gemachten Dinkel-Nudelteig, der natürlich unvergleichlich besser schmeckt als gekaufte Nudeln, sollten alle Zutaten gut temperiert sein. Verwenden Sie bei MAD 1–2 frisch gemahlenes, aber ausgesiebtes Vollwertmehl statt Weißmehl. Bei MAD 3 brauchen Sie das frische Vollwertmehl nicht mehr auszusieben! Eine kleine Nudelmaschine leistet hier wertvolle Dienste. Die Nudeln können getrocknet oder frisch verwendet werden. Das Dinkelmehl entweder fein gemahlen kaufen oder das ganze Getreide in der Getreidemühle zu feinstem Mehl mahlen, dann aussieben.

Dinkel-Nudelteig – Grundrezept (MAD 1)

4 Portionen

Zutaten:
300 g Dinkel-Auszugsmehl (nach MAD 3: Dinkelvollwertmehl)
2 Hühnereier
ca. 60 ml warmes Wasser
Salz
1 EL Olivenöl

Nährwerte pro Portion:
- kcal 300
- EW 11,65
- F 5,36
- KH 50,57
- BE 4,25

Zubereitung:

Das Mehl auf eine Arbeitsfläche geben, in die Mitte eine Mulde drücken und Eier, Salz, Öl und Wasser hineingeben. Von außen nach innen (mithilfe einer Teigkarte) einen nicht zu weichen Teig kneten. Mit Klarsichtfolie abgedeckt etwa 1/2 Stunde im Kühlschrank ruhen lassen. Dann auf einer gut bemehlten Arbeitsfläche ausrollen und mithilfe einer kleinen Nudelmaschine Nudeln formen.

Nudeln auf Vorrat

Die Nudeln mit gut bemehlten Händen durchschütteln, damit auch die Schnittflächen bemehlt werden. Die nicht sofort benötigten Nudeln können gut bemehlt und zugedeckt auf einem Holzbrett einige Tage gelagert werden.

Nudeln erwärmen

Wollen Sie die Nudeln für eine oder zwei weitere Mahlzeiten im Voraus kochen, so werden sie abgekühlt und gut abgedeckt im Kühlschrank aufbewahrt. Danach in einem Spitzsieb in kochendem Salzwasser erwärmen, abtropfen lassen, mit etwas zerlassener Butter bepinseln und mit entsprechender Sauce anrichten. Kalte Nudeln können Sie auch mit etwas Gemüsebrühe in einer großen beschichteten Pfanne oder im Wok heiß machen. Die Flüssigkeit muss dabei aber völlig verdunsten!

Nudelgerichte – Ableitungsmöglichkeiten

Als Mittagessen oder leichtes Abendessen nach der Kur

Nudeln mit Butter und Parmesan (MAD 1)

2 Portionen

Zubereitung:

Die frisch gekochten und abgeseihten Nudeln noch heiß mit zerlassener Butter beträufeln und fein geriebenen Parmesan darüber streuen. Mit klein geschnittenen Küchenkräutern (oder eingelegten Kräutern im Glas) garnieren!

Zutaten:

150 g Spaghetti, andere Nudeln oder selbst gemachte Dinkelnudeln
10 g Butter
20 g Parmesan oder Schafskäse
1 TL Küchenkräuter klein geschnitten
Meersalz

Nährwerte pro Portion:

- kcal 340
- EW 13,28
- F 9,18
- KH 50,58
- BE 4,25

Nudeln mit Tomatenragout und Basilikum (MAD 1)

2 Portionen

Zutaten:
150 g Spaghetti, andere Nudeln oder selbst gemachte Dinkelnudeln
300 g gut reife Tomaten
1 TL (3 g) Olivenöl
1 TL Basilikumblätter frisch geschnitten
Meersalz
etwas Pfeffer aus der Mühle

Nährwerte pro Portion:
- kcal 314
- EW 13,07
- F 4,45
- KH 54,47
- BE 4,25

Zubereitung:
Die frisch gekochten und abgeseihten Nudeln noch heiß mit Tomatenragout belegen.
Dazu in einer großen beschichteten Pfanne (oder im Wok) Tomaten schälen und in Würfel schneiden. Mit Olivenöl anschwitzen, salzen, pfeffern und mit 1 TL frischen Basilikumblättern mischen.

Nudeln mit Basilikumpesto (MAD 1)

2 Portionen

Zutaten:
150 g Spaghetti, andere Nudeln oder selbst gemachte Dinkelnudeln
1 EL (10 g) Basilikumpesto
(Rezept Seite 72 – Tipp)

Nährwerte pro Portion:
- kcal 311
- EW 11,65
- F 6,63
- KH 50,57
- BE 4,25

Zubereitung:
Die frisch gekochten und abgeseihten Nudeln noch heiß mit 1 EL selbst gemachtem Basilikumpesto vermischen.

Tipp: Pesto selbst gemacht: Im Cutter 1 Bund frische Basilikumblätter erst allein, dann mit 1 EL kaltgepresstem Olivenöl, Salz und 4 geschälten Mandeln zu einer dicklichen Paste mixen.

Nudeln mit Gemüseragout (MAD 1)

2 Portionen

Zubereitung:

Die frisch gekochten und abgeseihten Nudeln noch heiß mit Gemüseragout belegen. Dazu im Kocheinsatz weich gedämpftes, gemischtes Wurzelgemüse (auch tiefgefrorenes) in einer großen beschichteten Pfanne (oder im Wok) mit Olivenöl und etwas Gemüsebrühe heiß machen. Mit Basensauce und frischen Küchenkräutern mischen und mit Salz und Pfeffer abschmecken.

Zutaten:

150 g Spaghetti, andere Nudeln oder selbst gemachte Dinkelnudeln
300 g Wurzelgemüse
1 TL (3 g) Olivenöl
60 ml Basensauce (Rezept Seite 72)
1 TL frische Küchenkräuter
Meersalz
Pfeffer aus der Mühle

Nährwerte pro Portion:

- kcal 346
- EW 15,53
- F 4,96
- KH 60,73
- BE 4,50

Nudeln mit Gemüsesugo (MAD 1)

2 Portionen

Zubereitung:

Die frisch gekochten und abgeseihten Nudeln noch heiß mit dem Gemüseragout belegen. Dazu frisch gehacktes Wurzelgemüse mit Olivenöl in einer großen beschichteten Pfanne (oder im Wok) anbraten. Tomatenmark und immer wieder etwas Gemüsebrühe zugeben, weich dünsten. Mit Salz und frisch gehackten Küchenkräutern abschmecken. Mit Schafskäse garnieren.

Zutaten:

150 g Spaghetti, andere Nudeln oder selbst gemachte Dinkelnudeln
300 g Wurzelgemüse klein gehackt
1 TL (3 g) Olivenöl
1 EL (20 g) Tomatenmark
30 g Schafskäse gerieben

Nährwerte pro Portion:

- kcal 336
- EW 14,65
- F 7,48
- KH 51,86
- BE 4,38

Nudeln mit Auberginenragout (MAD 1)

2 Portionen

Zutaten:
150 g Spaghetti, andere Nudeln oder selbst gemachte Dinkelnudeln
200 g Auberginenwürfel geschält
1 TL (3 g) Olivenöl
100 g Tomatenwürfel geschält
1 TL frische Oreganoblättchen (oder Pesto)
Meersalz
weißer Pfeffer aus der Mühle

Nährwerte pro Portion:
- kcal 319
- EW 13,36
- F 4,92
- KH 54,36
- BE 4,25

Zubereitung:
Die gekochten und abgeseihten Nudeln noch heiß mit dem Auberginenragout belegen.
Dazu Auberginenwürfel in einer großen beschichteten Pfanne (oder im Wok) mit Olivenöl anbraten und mit Tomatenwürfeln mischen. Kurz dünsten und mit Salz, Pfeffer und klein geschnittenen Oreganoblättchen abschmecken.

Nudeln mit Zucchini und Tomaten (MAD 1)

2 Portionen

Zutaten:
150 g Spaghetti, andere Nudeln oder selbst gemachte Dinkelnudeln
1 TL (3 g) Olivenöl
200 g Zucchini
100 g Tomatenwürfel geschält
1 TL frische Oreganoblättchen (oder Pesto)
Meersalz
Pfeffer aus der Mühle

Nährwerte pro Portion:
- kcal 321
- EW 13,72
- F 5,14
- KH 53,92
- BE 4,25

Zubereitung:
Die frisch gekochten und abgeseihten Nudeln noch heiß mit dem Gemüse belegen.
Dazu in Scheiben geschnittene Zucchini in einer großen beschichteten Pfanne (oder im Wok) mit Olivenöl anbraten. Mit Tomatenwürfeln mischen, kurz einkochen lassen und mit Oreganoblättchen, Salz und Pfeffer abschmecken.

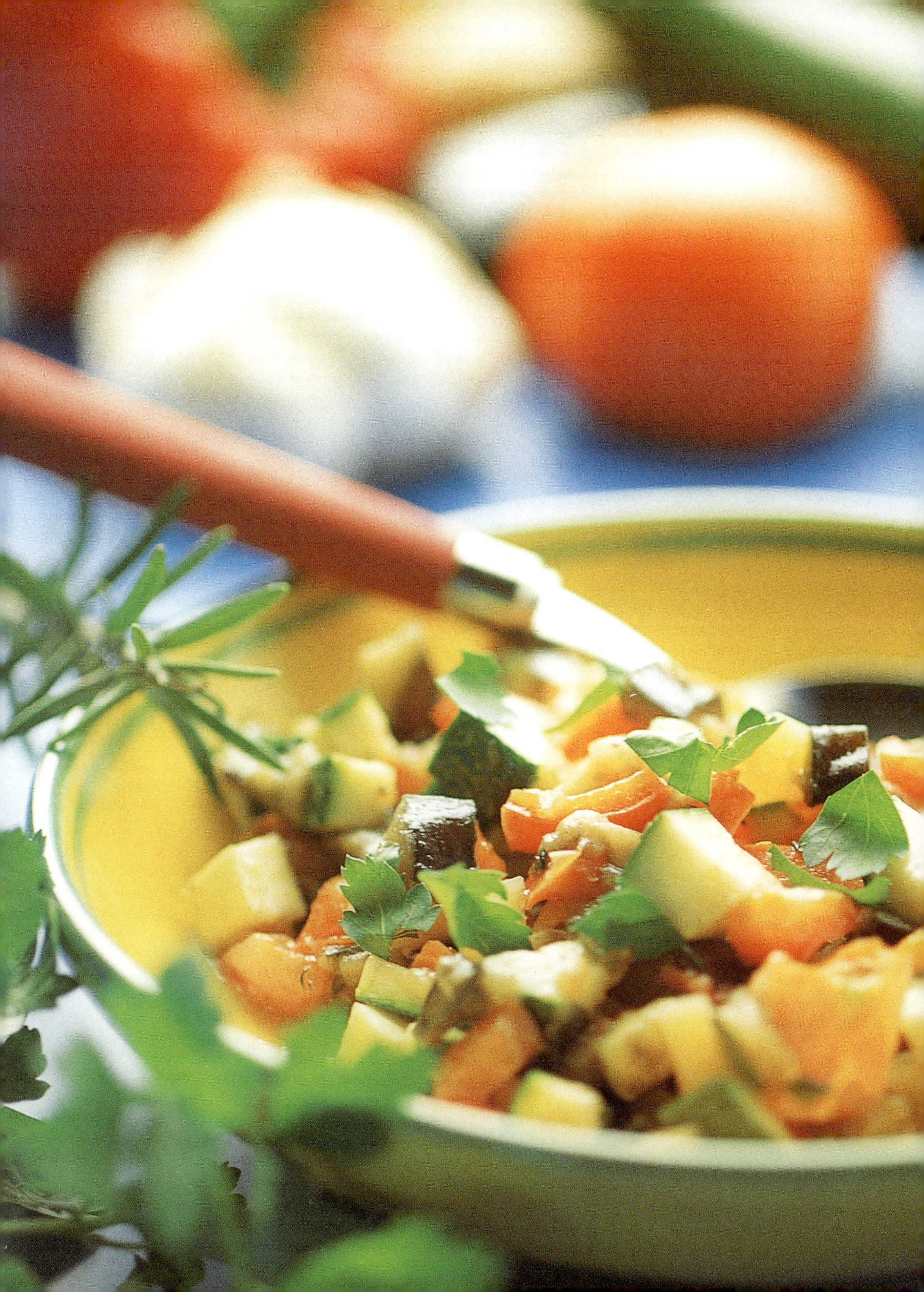

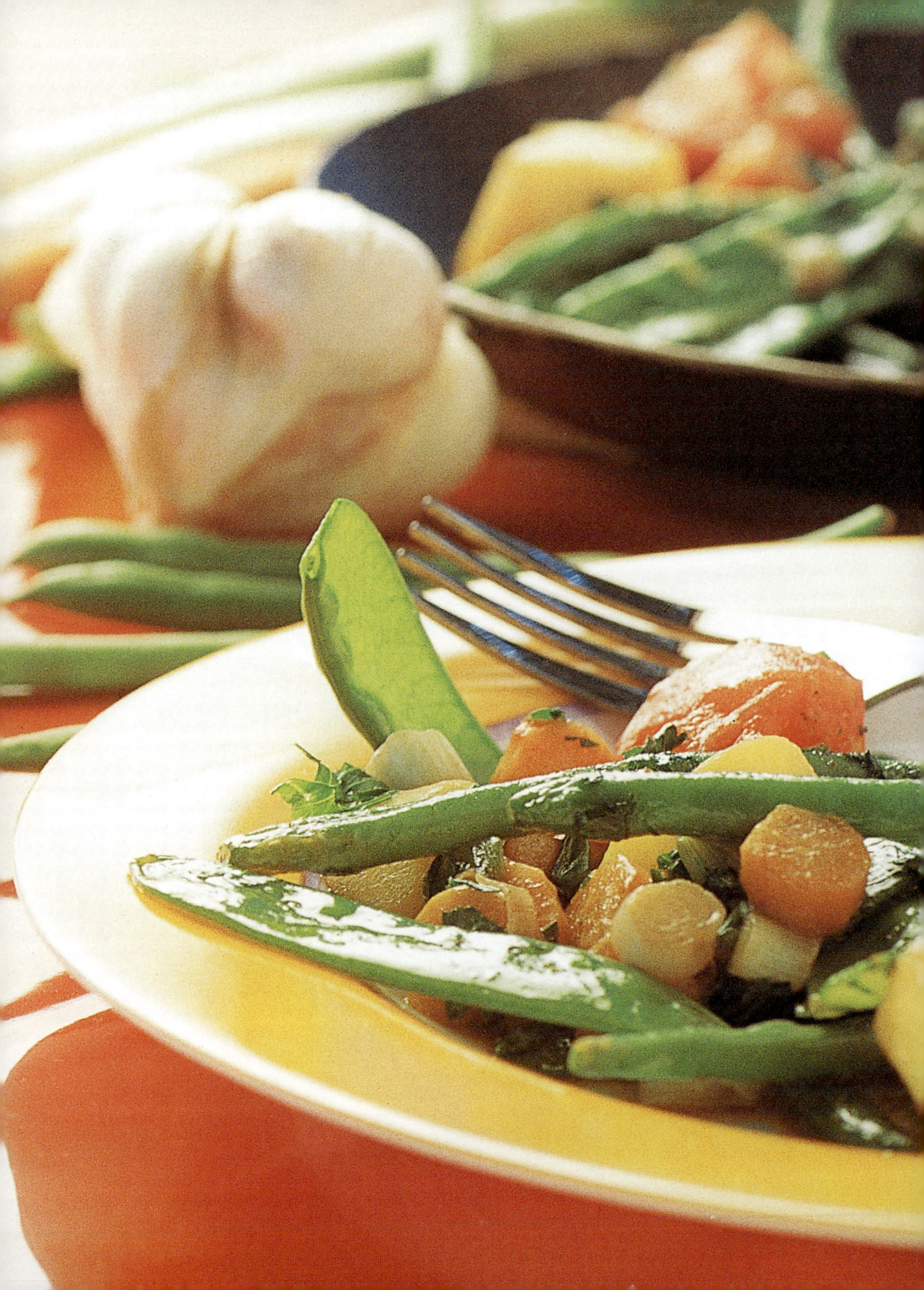

Nudeln mit Rucola und Radicchio (MAD 2)

2 Portionen

Zutaten:

150 g Spaghetti, andere Nudeln oder selbst gemachte Dinkelnudeln
200 g Gemüseradicchio
1 TL (3 g) Olivenöl
50 g frischer Rucola oder Kresse
Meersalz
weißer Pfeffer aus der Mühle

Zubereitung:

Die frisch gekochten und abgeseihten Nudeln noch heiß mit Gemüse belegen.
Dazu Gemüseradicchio mit Olivenöl in einer großen beschichteten Pfanne oder im Wok anbraten, mit frischem, grob geschnittenem Rucola mischen und kurz zusammenfallen lassen. Mit Salz und weißem Pfeffer abschmecken.

Nährwerte pro Portion:

- kcal 312
- EW 13,25
- F 5,04
- KH 52,62
- BE 4,25

Nudeln mit Schafskäse und Kirschtomaten (MAD 2)

2 Portionen

Zutaten:

150 g Spaghetti, andere Nudeln oder selbst gemachte Dinkelnudeln
50 g grob geriebener Schafskäse oder Ziegenkäse
150 g Kirschtomaten abgezogen
1 TL (3 g) Olivenöl
1 TL Basilikumblätter fein geschnitten
Meersalz

Zubereitung:

Die frisch gekochten und abgeseihten Nudeln noch heiß mit grob geriebenem Schafs- oder Ziegenkäse bestreuen. Halbierte oder geviertelte Kirschtomaten in einer kleinen beschichteten Pfanne mit Olivenöl und fein geschnittenen Basilikumblättern warm machen und salzen. Die Nudeln damit garnieren.

Nährwerte pro Portion:

- kcal 365
- EW 16,61
- F 9,49
- KH 52,52
- BE 4,25

Nudeln mit Fischragout (MAD 2)

2 Portionen

Zutaten:

150 g Spaghetti, andere Nudeln oder selbst gemachte Dinkelnudeln
150 g filetierter Frischfisch
1 TL (3 g) Olivenöl
60 ml Dill-Basensauce (Rezept Seite 72)
frischer Dill

Nährwerte pro Portion:

- kcal 369
- EW 26,30
- F 5,05
- KH 53,53
- BE 4,50

Zubereitung:

Die frisch gekochten und abgeseihten Nudeln noch heiß mit dem Fischragout belegen.
Dazu den Fisch in nicht zu kleine Stücke schneiden, salzen und pfeffern. In einer großen beschichteten Pfanne oder im Wok mit Olivenöl beidseitig anbraten, mit Dill-Basensauce mischen und auf die Nudeln anrichten.

Tipp: Sie können nach der Kur auch ein paar Shrimps, Scampi, Calamari oder Krebse zum Mischen nehmen.

Hirsegerichte

Wenn Hirse nicht wirklich weich gedünstet ist, schmeckt sie nicht. Es dürfen keinesfalls harte Körner dabei sein. Um dies zu vermeiden, kaufen Sie am besten Goldkernhirse. Waschen Sie sie kurz, um den Bittergeschmack zu beseitigen. Wenn Hirse in genügend Wasser gekocht wird, haben Sie mit Sicherheit weiche Hirse, und es gibt auch keine härteren Körner dazwischen. Das Gleiche können Sie auch im zugedeckten Wok machen. Die zarten Bitterstoffe fördern im Übrigen auch die Verdauung.

Hirse zum Einfrieren

Sie können die gekochte Hirse auch einfrieren. Verwenden Sie dazu kleine Behälter mit Deckel.

Hirse zum Wiedererwärmen

Hirsegerichte beim Wiedererwärmen im Wok oder im flachen Kochtopf immer mit etwas Gemüsebrühe verdünnen und mit etwas Basensuppe oder Basensauce cremig machen.

Hirse – Grundrezept (MAD 1)

2 Portionen

Zutaten:

120 g Goldkernhirse
ca. 500 ml Gemüsebrühe oder Wasser (zum Kochen) oder
ca. 300 ml Gemüsebrühe (zum Dünsten)
etwas Vollsalz
evtl. 1 EL (30 g) Sauerrahm

Nährwerte pro Portion:

- kcal 198
- EW 5,76
- F 2,16
- KH 38,40
- BE 3,25

Zubereitung:

Hirse kochen: Beim Kochen wird die Hirse etwas feuchter oder klebriger als beim Dünsten. Bei beiden Garmethoden muss aber die Flüssigkeit völlig verdunstet sein. Wenn Sie einen Teil der Hirse vorkochen wollen, dann abkühlen lassen und zugedeckt in den Kühlschrank stellen.

Hirse dünsten: Die Hirse in einem Kochtopf ohne Fett kurz anrösten, salzen und mit Gemüsebrühe aufgießen. Einmal aufkochen lassen, dann die Kochplatte auf niedrigste Stufe zurückschalten und zugedeckt etwa 20–25 Minuten weich dünsten lassen. Danach 10 Minuten zugedeckt nachquellen lassen.

Tipp: 10 Varianten von Sauerrahmsaucen (siehe Seite 85) zum Hirse-Grundrezept.

Nährwerte pro Portion:
- kcal 210
- EW 6,25
- F 2,80
- KH 42,60
- BE 3,25

Hirse mit einer Gemüsesorte (MAD 1)

Gedämpftes Zucchinigemüse mit 1 TL Basilikumpesto
Gedämpftes Karottengemüse mit 1 TL Pesto von Kräutern der Provence
Gedämpfte gelbe Rüben mit 1 TL Oreganopesto
Gedämpfte Sellerieknolle mit 1 TL Majoranpesto
Gedämpfter Mangoldspinat mit 1 TL Mandelmus
Gedämpftes Fenchelgemüse mit 1 TL Fenchelkraut
Gedämpfte Pastinaken mit 1 TL Petersilienpesto
Gedämpfte Auberginenwürfel mit 3 EL Tomatenpesto
Gedämpfter Blattspinat mit 1 TL Mandelmus
Gedämpfter Chicorée mit 2 EL Tomatenpesto und 1 TL Basilikum

Nährwerte pro Portion:
- kcal 248
- EW 7,45
- F 3,91
- KH 44,90
- BE 3,25

Hirse mit gemischtem Gemüse (MAD 2)

Hirse mit Zucchini-Auberginengemüse (Rezept Seite 80)
Hirse mit Fenchelgemüse (Rezept Seite 79)
Hirse mit Tomaten-Basilikum und Schafsmozzarella (Rezept Seite 80)
Hirse mit Gemüseratatouille (Rezept Seite 81)
Hirse mit Karotten, gelben Rüben und Rucola (Rezept Seite 77)
Hirse mit Mangoldspinat und Mandeln (Rezept Seite 99)
Hirse mit Blattspinat und Wurzelgemüse (Rezept Seite 77)
Hirse mit Rosmaringemüse (Rezept Seite 78)
Hirse mit Staudensellerie und Gemüse (Rezept Seite 78)
Hirse mit Brokkoli und Pinienkernen (Rezept Seite 81)

Weitere Abwandlungsmöglichkeiten (MAD 1–2)

Hirse mit Wurzelgemüse (MAD 1)

2 Portionen

Zubereitung:

Im Wok oder in einer Kasserolle Sellerie mit Grün (nach der MAD: Frühlingszwiebeln) in Olivenöl anschwitzen. Die rohe Hirse dazugeben und mit Gemüsebrühe etwa 20 Minuten zugedeckt langsam weich dünsten lassen. Dabei immer wieder etwas Flüssigkeit nachgießen und aufpassen, dass die Hirse nicht anklebt. Wenn Sie vorgekochte Hirse nehmen, dann zuerst das Gemüse dünsten, die Hirse mit 60 ml Basensauce zugeben, heiß machen und abschmecken.

Zutaten:

120 g Goldkernhirse
200 g geputztes und geschältes Wurzelgemüse in feine Scheibchen geschnitten
50 g Staudensellerie mit Grün fein geschnitten
1 TL Olivenöl
250 ml Gemüsebrühe
60 ml Basensauce

Nährwerte pro Portion:

- kcal 276
- EW 7,86
- F 5,43
- KH 47,86
- BE 3,50

Hirse mit Zucchini und Frischkräutern (MAD 1)

2 Portionen

Zubereitung:

Nehmen Sie eine große beschichtete Pfanne oder einen beschichteten Wok, geben Sie das Olivenöl hinein und braten Sie die Zucchinischeiben darin goldgelb an. Dazu mischen Sie die nach obigem Grundrezept zubereitete, trocken ausgedämpfte Hirse und würzen mit frisch geschnittenen Küchenkräutern, Meersalz und wenig Pfeffer. Natürlich können Sie die Hirse auch separat anrichten und zu dem Zucchinigemüse servieren.

Tipp: Eventuell die Hirse mit etwas Basensauce oder Sauerrahm cremig machen, um sie leichter anrichten zu können. Das Anrichten geht sehr gut mit einem Eisportionierer.

Zutaten:

120 g Goldkernhirse
500 ml Gemüsebrühe (zum Kochen) oder
300 ml Gemüsebrühe (zum Dünsten)
200 g Zucchini in Scheiben geschnitten
1 TL (3 g) Olivenöl
Meersalz
weißer Pfeffer aus der Mühle
1 TL Küchenkräuter frisch geschnitten

Nährwerte pro Portion:

- kcal 244
- EW 6,99
- F 3,90
- KH 44,40
- BE 3,25

Hirselaibchen oder Hirsefrikadellen (MAD 2)

2 Portionen

Zutaten:

Hirse – Grundrezept
50 g Magerquark oder Hüttenkäse
100 g Wurzelgemüse fein gewürfelt und gedämpft
1 TL frische Küchenkräuter
Meersalz
Pfeffer aus der Mühle
1 TL Olivenöl

Nährwerte pro Portion:

- kcal 250
- EW 9,40
- F 4,83
- KH 41,45
- BE 3,25

Zubereitung:

Hirse nach dem Grundrezept dünsten. Etwas abkühlen lassen und Magerquark oder Hüttenkäse und fein gewürfeltes Wurzelgemüse untermischen. Mit Meersalz, frisch geschnittenen Küchenkräutern und etwas weißem Pfeffer aus der Mühle abschmecken.

Aus der Masse kleine Laibchen oder Frikadellen formen und diese nacheinander in einer großen beschichteten Pfanne, ausgepinselt mit 1 TL Olivenöl, beidseitig knusprig braten.

Tipp: Mit gedämpftem Gemüse servieren. Die Frikadellen kann man auch mit je einer Scheibe Tomate und Mozzarella (dazwischen ein Salbeiblatt) belegen und bei Oberhitze gratinieren. Die Laibchen schmecken auch kalt gut!

Hirse-Käsekrapfen (MAD 2)

2 Portionen

Zutaten:

120 g Goldkernhirse
300-500 ml Gemüsebrühe
1 EL (30 g) Sauerrahm (10% F)
20 g Schafskäse
1 TL frische Oreganoblättchen (oder Pesto)
Meersalz
weißer Pfeffer aus der Mühle

Nährwerte pro Portion:

- kcal 252
- EW 7,06
- F 8,43
- KH 42,05
- BE 3,25

Zubereitung:

Hirse nach dem Grundrezept kochen oder dünsten. In die noch heiße, aber trockene Hirse Sauerrahm und grob geriebenen Schafskäse geben. Mit Oreganoblättchen, Meersalz und etwas weißem Pfeffer aus der Mühle würzen. Nun mit einem in Wasser getauchten Eisportionierer kleine Krapfen anrichten und mit Gemüse zu Tisch bringen.

Sie können dazu auch vorgekochte Hirse nehmen, die über Dampf wieder erwärmt wird.

Hirse mit Oliven (MAD 2)

2 Portionen

Zubereitung:

Wenn Sie die Hirse nach dem Grundrezept gekocht oder gedünstet haben, ist sie schön weich und kann weiterverarbeitet werden. Geben Sie in die noch heiße, aber trockene Hirse Sauerrahm, Basensauce und klein geschnittenes Olivenfleisch. Würzen Sie mit etwas Meersalz und Küchenkräutern. Sie können dazu auch in Öl eingelegte Frischkräuter verwenden.

Zu dieser pikanten Hirse passt sehr gut gedämpftes Gemüse, das mit etwas Basensauce cremig gebunden wird.

Zutaten:

120 g Goldkernhirse
300-500 ml Gemüsebrühe
1 EL (30 g) Sauerrahm (10% F)
2 EL (20 g) Basensauce
50 g Olivenfleisch (grün und schwarz) klein geschnitten
1 TL Küchenkräuter frisch geschnitten
Meersalz

Nährwerte pro Portion:

- kcal 274
- EW 7,06
- F 8,43
- KH 42,05
- BE 3,25

Hirse mit Spargel und Rucola (MAD 2)

2 Portionen

Zubereitung:

Für diese Variante nehmen Sie am besten den Wok oder eine Kasserolle und dämpfen darin den Spargel mit der rohen Hirse. Möchten Sie bereits vorgekochte Hirse verwenden, so wird zuerst der Spargel gedünstet und die erwärmte Hirse zuletzt untergemischt.

Zuerst fein geschnittenes Selleriegrün (nach der MAD: Frühlingszwiebeln) in Olivenöl anschwitzen, dann den in Stücke geschnittenen Spargel und die rohe Hirse zugeben, mit Gemüsebrühe und Weißwein immer wieder auffüllen und so lange zugedeckt dünsten lassen, bis die Hirse weich ist.

Die Spargelspitzen zuletzt halbieren und kurz mitdünsten lassen. Rucola untermischen und mit Meersalz und weißem Pfeffer aus der Mühle würzen. Zum Schluss den Schafskäse untermischen.

Zutaten:

120 g Goldkernhirse
500 ml Gemüsebrühe zum Kochen oder ca. 300 ml Gemüsebrühe zum Dünsten
50 g Staudensellerie mit Grün
1 TL (3 g) Olivenöl
100 g frischer Spargel geschält
60 ml Weißwein
20 g Schafskäse gerieben
30 g frischer Rucola oder Kresse
Meersalz
weißer Pfeffer aus der Mühle

Nährwerte pro Portion:

- kcal 273
- EW 8,69
- F 5,65
- KH 41,40
- BE 3,25

Hirse mit Tomaten und Auberginen (MAD 2)
2 Portionen

Zutaten:
120 g Goldkernhirse
500 ml Gemüsebrühe zum Kochen oder
ca. 300 ml Gemüsebrühe zum Dünsten
200 g Auberginen
1 TL (3 g) Olivenöl
1 TL frische Oreganoblättchen
100 g Tomatenwürfel geschält und entkernt
20 g Ziegenkäse grob gerieben
1TL (10 g) Sauerrahm

Nährwerte pro Portion:
- kcal 267
- EW 9,33
- F 6,32
- KH 42,36
- BE 3,25

Zubereitung:
Wenn Sie bereits vorgedünstete oder vorgekochte Hirse verwenden, dann zuerst die Auberginen in Würfel schneiden und in einer großen beschichteten Pfanne mit Olivenöl anbraten. Mit Meersalz und frischen Oreganoblättchen würzen und Tomatenwürfel dazugeben. Kurz einkochen lassen, nachwürzen und mit geriebenem Schafskäse mischen.
Vorgekochte Hirse entweder im Kocheinsatz heiß machen oder die rohe Hirse separat weich dünsten. Das Auberginenragout dazuservieren. Mit 1 TL Sauerrahm und etwas Oregano garnieren.

Hirsotto mit Gemüseratatouille (MAD 2)
2 Portionen

Zutaten:
120 g Goldkernhirse
500 ml Gemüsebrühe zum Kochen oder
ca. 300 ml Gemüsebrühe zum Dünsten
200 g Wurzelgemüse (Karotten, gelbe Rüben, Pastinaken)
30 g Staudensellerie mit Grün
1 TL (3 g) Olivenöl
50 g Tomatenwürfel geschält und entkernt
20 g Parmesan oder Schafskäse
Meersalz
Muskatnuss frisch gerieben
weißer Pfeffer aus der Mühle

Nährwerte pro Portion:
- kcal 289
- EW 9,30
- F 7,79
- KH 44,51
- BE 3,25

Zubereitung:
Ein Hirsotto wird genau so zubereitet wie ein Risotto. Geputztes und blättrig geschnittenes Wurzelgemüse und Sellerie (nach der MAD: Schalotten oder Frühlingszwiebeln) in einem beschichteten Wok oder in der Kasserolle mit Olivenöl anschwitzen, die rohe Hirse dazugeben und mit der Gemüsebrühe langsam weich dünsten. Mit Meersalz, Muskatnuss und etwas Pfeffer gut abschmecken. Tomatenwürfel mit geriebenem Schafskäse untermischen.
Bei Verwendung von vorgekochter Hirse das Gemüse separat dünsten, dann mischen.

Hirseauflauf überbacken (MAD 2)

2 Portionen

Zutaten:

120 g Goldkernhirse
500 ml Gemüsebrühe zum Kochen oder
ca. 300 ml Gemüsebrühe zum Dünsten
200 g gemischtes Wurzelgemüse
40 g Sauerrahm (10% F)
30 g Mozzarella, Schafs- oder Ziegenkäse
1 TL frische Küchenkräuter
Meersalz
weißer Pfeffer aus der Mühle

Zubereitung:

Sie können vorgekochte oder frisch gekochte, etwas abgekühlte Hirse für dieses Rezept verwenden.

Mischen Sie unter die trockene Hirse das klein geschnittene und separat gedämpfte Wurzelgemüse mit so viel Sauerrahm, dass eine geschmeidige Masse entsteht. Keinesfalls darf die Masse zu dünn sein, denn das Gemüse verliert im Ofen noch Wasser.

Dann den grob geriebenen Käse und Küchenkräuter dazugeben und alles mit Meersalz und weißem Pfeffer aus der Mühle abschmecken. Diese etwas festere Masse in eine Form geben, mit Mozzarellawürfel oder Schafskäse belegen und im vorgeheizten Ofen bei etwa 200 °C kurz goldbraun überbacken. Anrichten, garnieren und mit etwas Basensauce servieren.

Nährwerte pro Portion:

- kcal 283
- EW 9,91
- F 7,18
- KH 43,86
- BE 3,25

Hirse mit Spargel (MAD 2)

2 Portionen

Zutaten:

120 g Goldkernhirse
500 ml Gemüsebrühe zum Kochen oder
ca. 300 ml Gemüsebrühe zum Dünsten
150 g frischer Spargel geschält
1 TL (3 g) Olivenöl
30 g Staudensellerie mit Grün
1/16 l Weißwein
60 ml Basensauce
1 TL gehackte Petersilie
Meersalz
weißer Pfeffer aus der Mühle

Zubereitung:

Spargel in Stücke schneiden und die Spitzen zur Seite legen. Im Wok oder einer Kasserolle fein geschnittenen Sellerie mit Olivenöl anschwitzen (nach der MAD: Frühlingszwiebeln). Die Spargelstücke und die rohe Hirse dazugeben, nach und nach mit Gemüsebrühe aufgießen und alles zugedeckt langsam bei geringer Hitze weich dünsten. 5 Minuten vor dem Fertigwerden Spargelspitzen und Weißwein zugeben und fertig dünsten lassen. Mit Meersalz und weißem Pfeffer aus der Mühle würzen. Darauf achten, dass immer wieder umgerührt wird, damit die Hirse nicht anklebt.

Mit Basensauce und gehackter Petersilie (oder anderen Küchenkräutern) noch einmal gut abschmecken.

Tipp: In der Spargelzeit – von März bis Juni – können Sie weißen und grünen Spargel mischen. Sie erhalten dadurch einen besonderen Geschmack und farblichen Effekt. Eventuell mit etwas Parmesan bestreut servieren.

Nährwerte pro Portion:

- kcal 261
- EW 7,62
- F 3,78
- KH 43,67
- BE 3,50

Couscous

Couscous – auch Bulgur genannt – ist vorgekochter Hartweizen und besonders schnell gar. Innerhalb von 8–10 Minuten kann Ihr Couscousgericht gekocht sein. Wenn Sie das Gemüse dazu entsprechend klein schneiden, ist beides gleichzeitig fertig, und das Gemüse ist auch nicht verkocht.
Für diese Gerichte eignet sich der Wok bestens. Natürlich kann auch in einer normalen Kasserolle gekocht werden. Achten Sie stets darauf, dass sich das Gericht nicht „anlegen" kann, daher oft genug umrühren, bevor Sie wieder den Deckel draufgeben.
Couscous hat ein hohes Quellvermögen, daher die Flüssigkeit immer wieder nachgießen, bis das Getreide trocken ausgedünstet ist.

Tipp: Das Getreide im Wok und das Gemüse extra im Kocheinsatz dämpfen und separat anrichten. Bei diesem Getreide erübrigt sich das Vorkochen, da es in kürzester Zeit frisch zubereitet ist!

Couscous – Grundrezept (MAD 1)

2 Portionen

Zutaten:
1 Tasse (ca. 150 g) Couscous
ca. 3 Tassen (450 ml) Gemüsebrühe oder Wasser
Vollsalz oder Meersalz

Nährwerte pro Portion:
- kcal 243
- EW 6,75
- F 0,75
- KH 51,68
- BE 4,25

Zubereitung:

Couscous im Wok oder in einem Topf mit der Gemüsebrühe aufkochen und zugedeckt bei wenig Hitze ca. 8–10 Minuten ausdünsten. Zugedeckt etwas nachziehen lassen.

Couscous mit einer Gemüsesorte (MAD 1)

Am Anfang nur mit einer Gemüsesorte servieren, entweder frisch gedämpft zum Getreide oder untergemischt. Das Gemüse kann zusätzlich mit 2–3 EL Basensauce gemischt werden, dadurch wird es noch cremiger.

Gedämpftes Zucchinigemüse mit 1 TL Basilikumpesto
Gedämpftes Karottengemüse mit 1 TL Pesto von Kräutern der Provence
Gedämpfte gelbe Rüben mit 1 TL Oreganopesto
Gedämpfte Sellerieknolle mit 1 TL Majoranpesto
Gedämpfter Mangoldspinat mit 1 TL Mandelmus
Gedämpftes Fenchelgemüse mit 1 TL Fenchelkraut
Gedämpfte Pastinaken mit 1 TL Petersilienpesto
Gedämpfte Auberginenwürfel mit 3 EL Tomatenpesto
Gedämpfter Blattspinat mit 1 TL Mandelmus
Gedämpfter Chicorée mit 2 EL Tomatenpesto und 1 TL Basilikum

Nährwerte pro Portion:
- kcal 265
- EW 8,10
- F 0,85
- KH 54,70
- BE 4,25

Couscous mit gemischtem Gemüse (MAD 2–3)

Couscous mit Zucchini-Auberginengemüse (Rezept Seite 80)
Couscous mit Fenchelgemüse (Rezept Seite 79)
Couscous mit Tomaten-Basilikum und Schafsmozzarella (Rezept Seite 80)
Couscous mit Gemüseratatouille (Rezept Seite 81)
Couscous mit Karotten, gelben Rüben und Rucola (Rezept Seite 77)
Couscous mit Mangoldspinat und Mandeln (Rezept Seite 99)
Couscous mit Blattspinat und Wurzelgemüse (Rezept Seite 77)
Couscous mit Rosmaringemüse (Rezept Seite 78)
Couscous mit Staudensellerie und Gemüse (Rezept Seite 78)
Couscous mit Brokkoli und Pinienkernen (Rezept Seite 81)

Nährwerte pro Portion:
- kcal 289
- EW 7,97
- F 2,49
- KH 57,69
- BE 4,25

Couscous mit Gemüse im Wok (MAD 1)

2 Portionen

Zutaten:

1 Tasse (150 g) Couscous
100 g Zucchini in Scheiben geschnitten
100 g Tomatenwürfel evtl. geschält
30 g geriebener Schafs- oder Ziegenkäse
1 TL frischer Oregano klein geschnitten
1 TL (3 g) Olivenöl

Nährwerte pro Portion:

- kcal 310
- EW 10,58
- F 5,37
- KH 54,01
- BE 4,25

Zubereitung:

Zucchinischeiben in Olivenöl kurz anschwitzen, Couscous dazugeben und mit Gemüsebrühe aufgießen. Deckel draufgeben und zugedeckt 5–7 Minuten weich dünsten. Falls nötig, etwas Gemüsebrühe nachgießen. Das Getreide quillt schön auf und ist schnell weich.

Tomatenwürfel zugeben, salzen, Oregano untermischen und kurz nachziehen lassen. Zuletzt den Käse unterheben und sofort servieren.

Tipp: Couscous kann auch als Süßspeise mit Zimt und Rohzucker oder mit Honigmilch und Mandelmus gegessen werden.

Weitere Abwandlungsmöglichkeiten (MAD 1–3)

Reisgerichte (MAD 2-3), Rezept Seite 101 ff. mit Couscous statt Reis

Hirsegerichte (MAD 2-3), Rezept Seite 115 ff. mit Couscous statt Hirse

Maisgerichte (MAD 1), Rezept Seite 96 ff. mit Couscous statt Mais

Nudelgerichte (MAD 2), Rezept Seite 106 ff. mit Couscous statt Nudeln

Quinoa

Quinoa, ein Getreide aus den Anden, ist bei uns noch nicht so bekannt wie die Hirse. Es ist aber ein wunderbar schmeckendes Getreide, das wie Reis oder Hirse zubereitet wird und in die gleichen Ableitungsformen gebracht werden kann.

Quinoa – Grundrezept (MAD 1)

2 Portionen

Zutaten:
120 g Quinoa
ca. 500 ml Gemüsebrühe
Meersalz

Zubereitung:
Quinoa mit Gemüsebrühe aufkochen, Kochplatte auf Stufe 1 zurückschalten und das Getreide zugedeckt etwa 20 Minuten ausdünsten. Danach vom Herd nehmen und zugedeckt etwa 10 Minuten nachquellen lassen, bis die Flüssigkeit völlig aufgenommen wurde.

Nährwerte pro Portion:
- kcal 212
- EW 5,90
- F 2,34
- KH 41,26
- BE 3,50

Quinoa mit einer Gemüsesorte (MAD 1)

Am Anfang nur eine Gemüsesorte servieren, entweder separat zum fertigen Getreide oder gemischt. Sie können dazu noch etwas Kräuter-Basensauce (Rezept Seite 72) verwenden.

Gedämpftes Zucchinigemüse mit 1 TL Basilikumpesto
Gedämpftes Karottengemüse mit 1 TL Pesto von Kräutern der Provence
Gedämpfte gelbe Rüben mit 1 TL Oreganopesto
Gedämpfte Sellerieknolle mit 1 TL Majoranpesto
Gedämpfter Mangoldspinat mit 1 TL Mandelmus
Gedämpftes Fenchelgemüse mit 1 TL Fenchelkraut
Gedämpfte Pastinaken mit 1 TL Petersilienpesto
Gedämpfte Auberginenwürfel mit 3 EL Tomatenpesto
Gedämpfter Blattspinat mit 1 TL Mandelmus
Gedämpfter Chicorée mit 2 EL Tomatenpesto und 1 TL Basilikum

Nährwerte pro Portion:
- kcal 240
- EW 6,20
- F 2,80
- KH 45,60
- BE 3,50

Nährwerte pro Portion:
- kcal 258
- EW 7,13
- F 4,08
- KH 47,86
- BE 3,50

Quinoa mit gemischtem Gemüse (MAD 2)

Quinoa mit Zucchini-Auberginengemüse (Rezept Seite 80)
Quinoa mit Fenchelgemüse (Rezept Seite 79)
Quinoa mit Tomaten-Basilikum und Schafsmozzarella (Rezept Seite 80)
Quinoa mit Gemüseratatouille (Rezept Seite 81)
Quinoa mit Karotten, gelben Rüben und Rucola (Rezept Seite 77)
Quinoa mit Mangoldspinat und Mandeln (Rezept Seite 99)
Quinoa mit Blattspinat und Wurzelgemüse (Rezept Seite 77)
Quinoa mit Rosmaringemüse (Rezept Seite 78)
Quinoa mit Staudensellerie und Gemüse (Rezept Seite 78)
Quinoa mit Brokkoli und Pinienkernen (Rezept Seite 81)

Weitere Ableitungsmöglichkeiten

Reisgerichte (MAD 2–3), Rezept Seite 101 ff. mit Quinoa statt Reis
Hirsegerichte (MAD 2–3), Rezept Seite 115 ff. mit Quinoa statt Hirse
Maisgerichte (MAD 1), Rezept Seite 96 ff. mit Quinoa statt Mais
Nudelgerichte (MAD 2), Rezept Seite 106 ff. mit Quinoa statt Nudeln

Fischgerichte

Die leichte Verdaulichkeit von Fischen beruht sowohl auf ihrem relativ niedrigen Fettgehalt als auch auf dem besonders geringen Anteil an Bindegewebe im Fischfleisch.

Frische und Qualität

Für die gute Fischküche sind Frische und beste Qualität der Produkte notwendig. Frischer Fisch ist auch durch den feinsten tiefgefrorenen Fisch nicht zu ersetzen.
Kaufen Sie bei Ihrem Fischhändler am besten filetierten Fisch, dann geht es am schnellsten. Aber auch ein ganzer Fisch ist im Nu zubereitet.

Fisch einfrieren

Sollte es dennoch notwendig werden, einen Teil des ungewürzten Frischfisches im Ganzen oder filetiert einzufrieren, so nehmen Sie dazu passende Kunststoffbeutel.

Fisch auftauen

Zum Auftauen wird der Fisch (bzw. das Filet) über Nacht in den Kühlschrank gelegt.

Fisch-Beilagen

Fischgerichte werden meist mit Gemüse zubereitet und eventuell mit wenig Dampfkartoffeln serviert (bitte keine ausgelaugten Salzkartoffeln). Am leichtesten verdaulich sind Fischgerichte, wenn nur gedämpftes Gemüse dazu gereicht wird und keine Beilage wie Kartoffeln, Reis oder Nudeln.

Fisch dämpfen

Was das Dämpfen anbetrifft, so machen uns die Chinesen schon seit Jahrhunderten etwas vor. Sie haben das Dämpfen – in den typischen Bambuskörben, oft in mehreren Etagen übereinander – zur Perfektion gebracht. Doch auch mit unseren Dampfmethoden und Kocheinsätzen lassen sich perfekte Ergebnisse erzielen. Beim Dämpfen ist das Auslaugen gering, die Inhaltsstoffe bleiben besser erhalten, Nährwert und Geschmack der Fische werden geschont. Anwendbar für alle portionierten und filetierten Fische.

Gedämpftes Fischfilet (MAD 1)

2 Portionen

Zutaten:

200 g Zander-, Forellen- oder Saiblingfilet (oder Barsch, Hecht)
1 frischer Thymianzweig
1 Bund frisches Basilikum oder Dill (oder Pesto)
wenig Meersalz
1/4 l Gemüsebrühe (oder Wasser mit Brühwürfel) gut gewürzt

Nährwerte pro Portion:

- kcal 84
- EW 19,20
- F 0,73
- KH 0,0
- BE 0,0

Zubereitung:

Gargefäß mit Siebeinsatz verwenden (evtl. Wok mit Bambuskörbchen und Deckel), gewürzte Gemüsebrühe reingießen, denn die ätherischen Öle steigen mit dem Dampf nach oben. Fischfilets mit ganz wenig Salz, Basilikumstreifen oder Thymianzweiglein würzen oder mit Basilikum- oder Dillpesto dünn bestreichen, auf den Siebeinsatz geben und im Dampf ca. 3–5 Minuten auf den Punkt dämpfen.

Fisch mit Gemüse (MAD 1)

Am Anfang am besten nur eine Gemüsesorte zum Fisch servieren. Das Gemüse kann mit 2–3 EL Basensauce (Rezept Seite 72) und klein geschnittenem, frischem Basilikum oder Kräuterpesto gemischt werden, wenn Sie es cremiger wollen. Oder Sie bereiten extra eine Basensauce mit Basilikum zu und geben etwas Fischfond und 2 Spritzer Weißwein dazu. Die Basensauce kann auch von der Basensuppe abgeleitet werden (Rezept Seite 66).

Nährwerte pro Portion:

- kcal 136
- EW 20,67
- F 2,52
- KH 7,20
- BE 0,0

Gedämpftes Zucchinigemüse mit 1 TL Basilikumpesto
Gedämpftes Karottengemüse mit 1 TL Pesto von Kräutern der Provence
Gedämpfte gelbe Rüben mit 1 TL Oreganopesto
Gedämpfte Sellerieknolle mit 1 TL Majoranpesto
Gedämpfter Mangoldspinat mit 1 TL Mandelmus
Gedämpftes Fenchelgemüse mit 1 TL Fenchelkraut
Gedämpfte Pastinaken mit 1 TL Petersilienpesto
Gedämpfte Auberginenwürfel mit 3 EL Tomatenpesto
Gedämpfter Blattspinat mit 1 TL Mandelmus
Gedämpfter Chicorée mit 2 EL Tomatenpesto und 1 TL Basilikum

oder

Blattspinat mit Wurzelgemüse (Rezept Seite 77)
Mangold-Spinat (Rezept Seite 99)
Fenchelgemüse (Rezept Seite 79)
Karotten mit gelben Rüben (Rezept Seite 77)
Dampfkartoffeln (Rezept Seite 85)

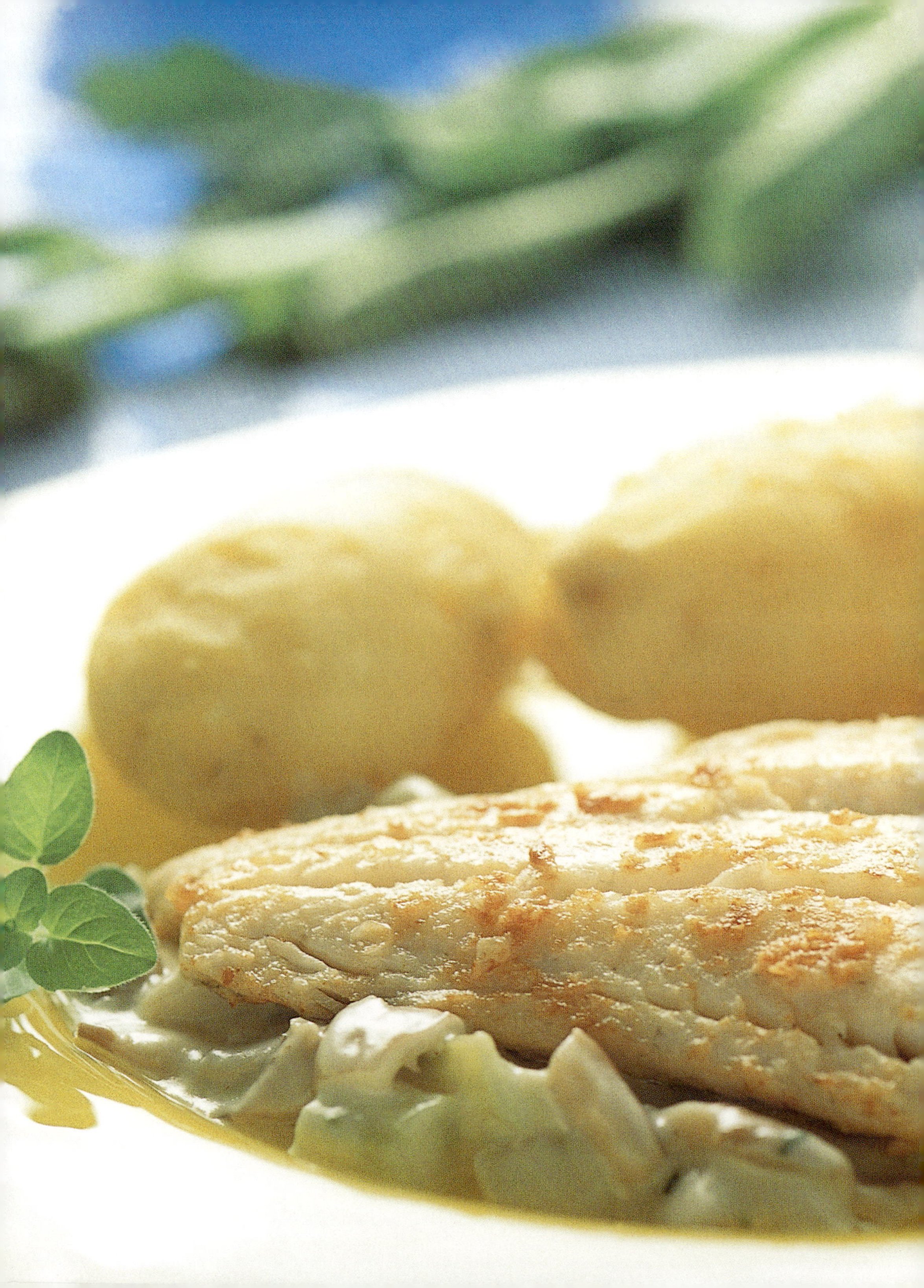

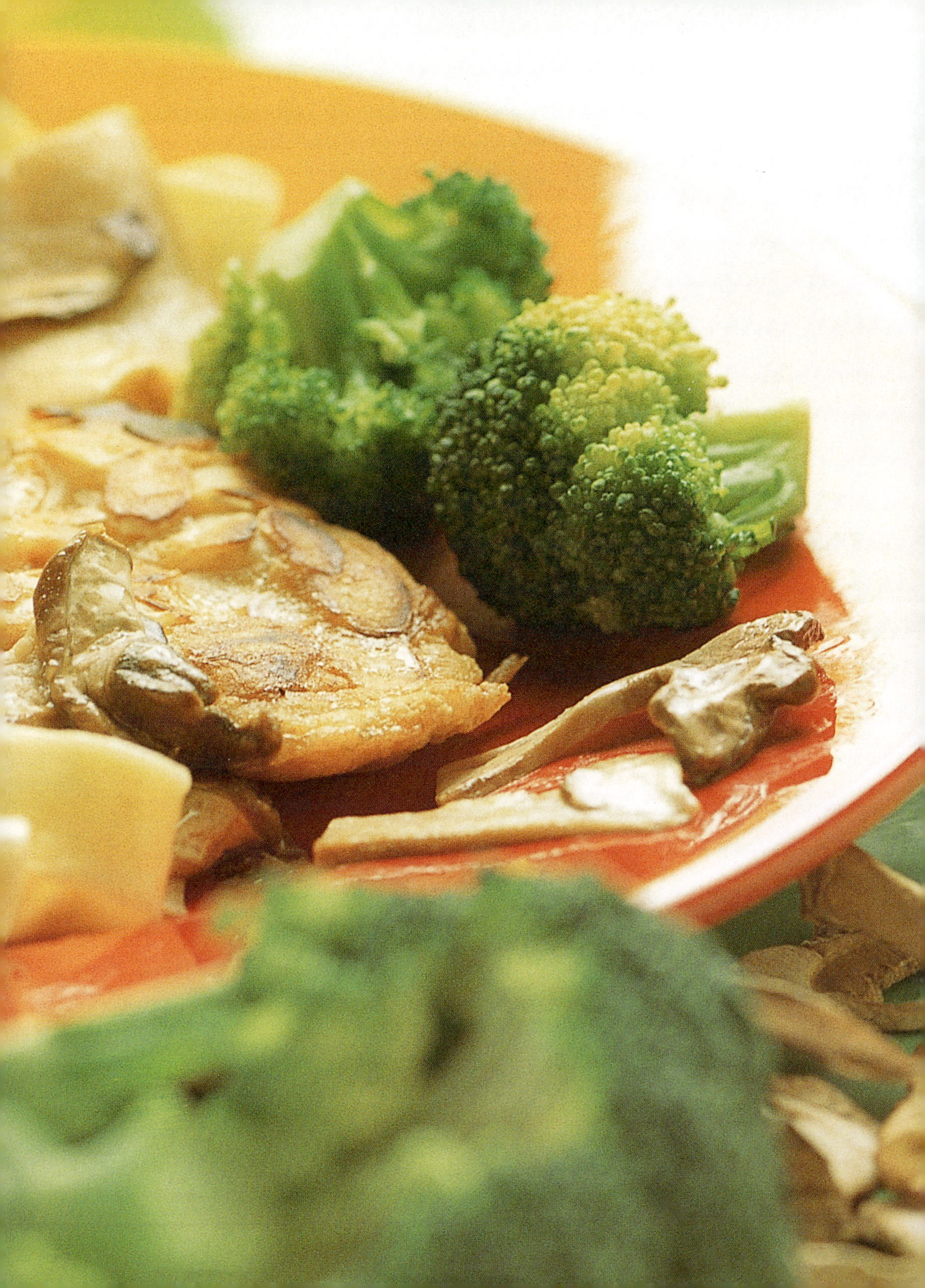

Forelle oder Saibling im Fischsud (MAD 1)

2 Portionen

Zubereitung:

Das geputzte Gemüse klein schneiden und in einen großen flachen Fischkessel geben. Das Wasser zugießen, Salz, Petersilie, Thymian, Lorbeerblatt, Pfefferkörner und Wacholderbeeren zufügen und alles eine gute halbe Stunde kochen lassen.
Den ausgenommenen Fisch einlegen und ca. 15–20 Minuten mehr ziehen als kochen lassen. Mit dem Einhängesieb herausnehmen und anrichten.

Tipp: Diesem Fond können Sie durch Zugabe von etwas Weißwein und Weinessig eine besondere Geschmacksnuance geben. Als Beilage servieren Sie Gemüse oder Dampfkartoffeln. Basensaucen passen gut dazu.

Zutaten:

1 Forelle oder 1 Saibling (ca. 250 g) geputzt
1 mittelgroße Möhre
1 Fenchelknolle
1 5 weiße Pfefferkörner
1 Petersilienwurzel
2–3 l Wasser
Salz
1 Stängel Petersilie
2 Stängel Thymian
1 Lorbeerblatt
2 Wacholderbeeren

Nährwerte pro Portion:

- kcal 173
- EW 26,91
- F 4,45
- KH 6,0
- BE 0,0

Petersfisch im eigenen Sud (MAD 1)

2 Portionen

Zubereitung:

Die Fischfilets sauber parieren. Fenchel, Möhren und Rüben in Scheibchen, Staudensellerie in feine Streifchen schneiden.
Die Butter in einem Topf zerlaufen lassen, das Gemüse darin kurz andünsten. Mit der Gemüsebrühe auffüllen und kochen, bis das Gemüse gar ist, aber noch Biss hat. Petersilie zugeben und mit Salz und Pfeffer abschmecken.
Nun die Fischfilets halbieren, einlegen und auf den Punkt garen lassen. Das dauert etwa 2–3 Minuten, je nachdem, wie dick die Filets sind.
Die Filets auf Tellern anrichten, das Gemüse darauf verteilen und alles mit der Brühe umgießen.

Zutaten:

1/2 l würzige Gemüsebrühe (Rezept Seite 65)
2 Filets vom Petersfisch (à 80–100 g)
50 g Möhren
50 g gelbe Rüben
50 g Staudensellerie
50 g Fenchel
10 g Butter oder Olivenöl
Meersalz
Pfeffer aus der Mühle
etwas Petersilie

Nährwerte pro Portion:

- kcal 210
- EW 26,95
- F 8,61
- KH 6,03
- BE 0,0

Dorade oder Goldbrasse auf Fenchelgemüse (MAD 1)

2 Portionen

Zutaten:
1 Goldbrasse (Dorade royale) (ca. 250 g)
Meersalz
Pfeffer aus der Mühle
2 Zweige Thymian
1 Zweig Petersilie
1 Fenchelknolle (ca. 150 g)
50 g Karotten
50 g gelbe Rüben
1/2 TL Ingwerpulver

Nährwerte pro Portion:
- kcal 135
- EW 24,12
- F 1,37
- KH 6,04
- BE 0,0

Zubereitung:
Die vorbereitete Brasse auf beiden Seiten einschneiden, innen und außen salzen und ganz leicht pfeffern. Jeweils einen Thymian- und Petersilienzweig in die Bauchhöhlen legen und die Oberseite des Fisches mit einem Thymianzweig belegen.
Das Gemüse in feine Streifen schneiden und auf dem Dampfeinsatz verteilen. Mit Salz, Pfeffer und Ingwerpulver würzen und den Fisch drauflegen. Dampfzeit etwa 15–20 Minuten. Zuletzt evtl. mit etwas zerlassener Butter bepinseln. Dazu passen fein geschnittene, bunte Gemüsestreifen, etwas Blattspinat oder Mangold.

Dorade aus dem Backofen (MAD 1)

2 Portionen

Zutaten:
1 Dorade oder Goldbrasse (ca. 250 g)
200 g Tomaten geschält
50 g entkerntes Olivenfleisch
1 Fenchelknolle (ca. 200 g)
1 TL Olivenöl
Meersalz
Pfeffer aus der Mühle
frische Küchenkräuter
Gemüsebrühe zum Aufgießen (Rezept Seite 65)

Nährwerte pro Portion:
- kcal 197
- EW 25,42
- F 6,25
- KH 9,39
- BE 0,0

Zubereitung:
Die Flossen bis auf die Schwanzflosse abschneiden. Die Dorade schuppen, ausnehmen, gut abspülen und trocken tupfen. An der dicksten Stelle ziselieren, also einige Male quer einschneiden. Dadurch gart der Fisch gleichmäßiger und etwas schneller.
Die Dorade innen und außen mit Salz und Pfeffer würzen. Gehäutete und entkernte Tomaten in Würfel schneiden, Olivenfleisch gewürfelt und die in Streifen geschnittene Fenchelknolle auf den Boden der feuerfesten Form geben. (Die Form sollte nicht viel größer als der Fisch sein.) Mit 1 TL Olivenöl und ein paar frischen Kräutern mischen und anziehen lassen.
Die Dorade auf das Gemüsebett legen und Fischfond bis zu 1/3 der Fischhöhe angießen. Auf dem Herd aufkochen, dann im vorgeheizten Backofen bei 220 °C in 15–20 Minuten garen, dabei häufig mit der Gemüsebrühe übergießen. Den Fisch aus dem Ofen nehmen und mit dem Gemüse auf einer Servierplatte anrichten oder in der Form servieren. Eventuell mit etwas zerlassener Butter bepinseln.

Weitere Ableitungsmöglichkeiten (MAD 1–3)

Fisch mit Fenchelgemüse (Rezept Seite 79) (MAD 1)
Fisch mit Blattspinat und Wurzelgemüse (Rezept Seite 77) (MAD 1)
Fisch mit Karotten, gelben Rüben und Rucola (Rezept Seite 77) (MAD 1)
Fisch mit Rosmaringemüse (Rezept Seite 78) (MAD 1)
Fisch mit Zucchini-Auberginengemüse (Rezept Seite 80) (MAD 2)
Fisch mit Tomaten-Basilikum (Rezept Seite 80) (MAD 2)
Fisch mit Gemüseratatouille (Rezept Seite 81) (MAD 2)
Fisch mit Mangoldspinat und Mandeln (Rezept Seite 99) (MAD 2)
Fisch mit Staudensellerie und Gemüse (Rezept Seite 78) (MAD 2)
Fisch mit Brokkoli und Pinienkernen (Rezept Seite 81) (MAD 3)

Nährwerte pro Portion:

- kcal 174
- EW 25,10
- F 3,07
- KH 10,84
- BE 0,0

Fleischgerichte

Leicht verdauliches Fleisch

In der MAD gibt es am Anfang nur besonders leicht verdauliche Fleischsorten wie Huhn, Pute oder Kalbfleisch.

Fleisch und Qualität

Für die gute Fleischküche sind Frische und beste Qualität der Produkte notwendig. Frisches Fleisch ist auch durch das feinste tiefgefrorene Fleisch nicht zu ersetzen.
Kaufen Sie bei Ihrem Metzger am besten nur die Menge ein, die Sie sofort verbrauchen.

Fleisch einfrieren

Sollte es notwendig werden, einen Teil des ungewürzten Fleisches einzufrieren, so nehmen Sie dazu passende Kunststoffbeutel oder Folie.

Fleisch auftauen

Zum Auftauen wird das Fleisch über Nacht in den Kühlschrank gelegt.

Fettarme Nahrungszubereitung

Um beim Garen den heute viel zu hohen Fettverbrauch einzuschränken, ohne dass der Geschmack darunter leidet, ist es empfehlenswert, Fett mit einem Pinsel aufzutragen, beschichtete Pfannen zu verwenden, mit Basensaucen zu binden, Folien, Römertopf und Spezialgeschirr einzusetzen.

Fleisch-Beilagen

Fleischgerichte werden meist mit Gemüse serviert, dadurch sind sie auch leichter verdaulich.

Naturschnitzel (MAD 1)
2 Portionen

Zutaten:
2 (200 g) Schnitzel von der Pute oder vom Kalb
1 TL Maiskeimöl
$^1/_8$ l Basensauce (Rezept Seite 72) oder Basensuppe (Rezept Seite 66)
2–3 EL Gemüsebrühe oder Wasser
Meersalz

Nährwerte pro Portion:
- kcal 135
- EW 24,51
- F 2,51
- KH 2,97
- BE 0,25

Zubereitung:
Die Schnitzel klopfen, salzen und in einer beschichteten Pfanne mit Öl beidseitig kurz anbraten. Herausnehmen, den Bratensatz mit 2 EL Gemüsebrühe aufkochen, die Basensauce einrühren, einmal aufkochen und die Schnitzel darin nur warm machen.

Tipp: Dazu servieren Sie Gemüse oder Kartoffelpüree. Zur Not können Sie vom Kartoffelpüree gleich die Kräutersauce ableiten: Püree verdünnen und mit 1 TL Kräuterpesto würzen!

Naturschnitzel – Abwandlungsmöglichkeiten (MAD 1)
Naturschnitzel mit Majoran-Basensauce (Rezept Seite 74)
Naturschnitzel mit Thymian-Basensauce (Rezept Seite 74)
Naturschnitzel mit Basilikum-Basensauce (Rezept Seite 74)
Naturschnitzel mit Oregano-Basensauce (Rezept Seite 74)
Naturschnitzel mit Rosmarin-Basensauce (Rezept Seite 74)
Naturschnitzel mit Minzen-Basensauce (Rezept Seite 74)
Naturschnitzel mit Zitronenmelisse-Basensauce (Rezept Seite 74)
Naturschnitzel mit Bachkresse-Basensauce (Rezept Seite 74)
Naturschnitzel mit Kerbel-Basensauce (Rezept Seite 74)
Naturschnitzel mit Bärlauch-Basensauce (Rezept Seite 74)

Tipp: Sie können in der Eile auch eine dicke Basensuppe als Kräutersauce verwenden – sozusagen Suppe und Sauce aus einem Topf. Not macht erfinderisch!

Naturschnitzel mit einer Gemüsesorte (MAD 1)
Am Anfang nur eine Gemüsesorte servieren.

Gedämpftes Zucchinigemüse mit 1 TL Basilikumpesto gemischt
Gedämpftes Karottengemüse mit 1 TL Pesto von Kräutern der Provence
Gedämpfte gelbe Rüben mit 1 TL Oreganopesto
Gedämpfte Sellerieknolle mit 1 TL Majoranpesto
Gedämpfter Mangoldspinat mit 1 TL Mandelmus
Gedämpftes Fenchelgemüse mit 1 TL Fenchelkraut

Gedämpfte Pastinaken mit 1 TL Petersilienpesto
Gedämpfte Auberginenwürfel mit 3 EL Tomatenpesto
Gedämpfter Blattspinat mit 1 TL Mandelmus
Gedämpfter Chicorée mit 2 EL Tomatenpesto und 1 TL Basilikum

Kalbsbraten mit Gemüse – Grundrezept (MAD 1)

4 Portionen

Zutaten:

450 g Kalbsschulter
1 Stück Petersilienwurzel (50 g)
1 Stück Karotte (50 g)
¼ Sellerieknolle (100 g)
1 Rosmarinzweig
Meersalz
Pfeffer aus der Mühle
ca. ½ l Wasser mit Streuwürze oder Gemüsebrühe
2 EL (20 g) Sahne

Nährwerte pro Portion:

- kcal 133
- EW 24,59
- F 2,58
- KH 2,57
- BE 0,0

Zubereitung:

Das Gemüse in kleine Würfel schneiden und auf dem Boden eines Bratengeschirrs verteilen. 2–3 EL Gemüsebrühe drübergießen.
Das Fleisch mit Salz und Pfeffer würzen, auf das Gemüse legen, Rosmarinzweig draufgeben und bei 220 °C ca. 40 Minuten in den vorgeheizten Ofen schieben. Von Zeit zu Zeit mit Brühe begießen. Dann das Fleisch portionieren.
Das Gemüse mit Sahne und so viel Brühe im Mixglas mixen, dass eine sämige Sauce entsteht.

Abwandlungsmöglichkeiten (MAD 1)

Am Anfang nur eine Gemüsesorte servieren.

Gedämpftes Zucchinigemüse mit 1 TL Basilikumpesto gemischt
Gedämpftes Karottengemüse mit 1 TL Pesto von Kräutern der Provence
Gedämpfte gelbe Rüben mit 1 TL Oreganopesto
Gedämpfte Sellerieknolle mit 1 TL Majoranpesto
Gedämpfter Mangoldspinat mit 1 TL Mandelmus
Gedämpftes Fenchelgemüse mit 1 TL Fenchelkraut
Gedämpfte Pastinaken mit 1 TL Petersilienpesto
Gedämpfte Auberginenwürfel mit 3 EL Tomatenpesto
Gedämpfter Blattspinat mit 1 TL Mandelmus
Gedämpfter Chicorée mit 2 EL Tomatenpesto und 1 TL Basilikum

Tipp: Servieren Sie dazu Kartoffelpüree oder Gemüse. Sie können auf diese Weise auch ein Huhn oder andere Teile vom Kalb zubereiten. Ab MAD 3 kommt auch Lammfleisch infrage.

Hühnerfleisch mit Mangold und Fenchel im Wok

2 Portionen

Zubereitung:

Frischen Ingwer schälen und sehr fein schneiden. Mangold putzen und grob schneiden, gelbe Rüben schälen und in feine Scheibchen schneiden. Putenbrust in feine Scheibchen schneiden. Selleriegrün mit Sesamöl im Wok kurz anbraten.
Putenfleisch in einer Schüssel mit Maisstärke, Sojasauce und 2–3 El Gemüsebrühe vermischen und zusammen mit dem Wurzelgemüse im Wok anbraten, dabei nach und nach Gemüsebrühe angießen. Mangold zugeben, salzen, pfeffern und knackig weich garen. Zuletzt mit Ingwer, frischen Thymianblättchen, Salz und Pfeffer würzen und die Basensauce untermischen.

Abwandlungsmöglichkeiten

Sie können die Gemüsemischung individuell ändern. Auch Tiefkühlgemüse kann verwendet werden. Achten Sie darauf, dass beim eventuellen Regenerieren noch etwas Gemüsebrühe zum Verdünnen benötigt wird (MAD 1).
Sie können auch zartes Fleisch vom Lamm, Rind oder Kalb verwenden (MAD 2).
Statt Fenchel können Sie auch ca. 50 g frische Steinpilze oder Champignons nehmen (MAD 2). Auch 50 g gekochte Glas- oder Reisnudeln können untergemischt werden.

Weitere Abwandlungsmöglichkeiten

Hühnerfleisch mit Blattspinat und Wurzelgemüse (Rezept Seite 135) (MAD 1)
Hühnerfleisch mit Karotten, gelben Rüben (Rezept Seite 77) (MAD 1)
Hühnerfleisch mit Rosmaringemüse (Rezept Seite 78) (MAD 1)
Hühnerfleisch mit Fenchelgemüse (Rezept Seite 79) (MAD 1)
Hühnerfleisch mit Tomaten-Basilikum (Rezept Seite 80) (MAD 1)
Hühnerfleisch mit Zucchini-Auberginengemüse (Rezept Seite 80) (MAD 2)
Hühnerfleisch mit Gemüseratatouille (Rezept Seite 81) (MAD 2)
Hühnerfleisch mit Mangoldspinat und Mandeln (Rezept Seite 99) (MAD 2)
Hühnerfleisch mit Staudensellerie und Gemüse (Rezept Seite 78) (MAD 2)
Hühnerfleisch mit Brokkoli und Pinienkernen (Rezept Seite 81) (MAD 3)

Zutaten:

100 g Hühnerbrust oder Putenbrust
3 g Sesamöl oder anderes Pflanzenöl
50 g Staudensellerie mit Grün
50 g frischer Mangold
50 g frischer Fenchel
30 g frisches Knollengemüse
1 TL (10 g) Maisstärke
1 TL (5 g) Sojasoße
1/8 l Gemüsebrühe
evtl. 1/8 l Basensauce
Meersalz
Muskatnuss frisch gerieben
1 Ingwerknolle
etwas Ingwerpulver
frischer Thymian

Nährwerte pro Portion:

- kcal 105
- EW 13,66
- F 2,22
- KH 6,99
- BE 0,25

Nährwerte pro Portion:

- kcal 145
- EW 14,64
- F 3,91
- KH 11,79
- BE 0,25

Abendessen der MAD schnell & einfach

Am Abend ist der Organismus von der Tagestätigkeit meist schon mehr oder weniger deutlich ermüdet. Auch die Verdauungsorgane verringern weitestgehend ihre Tätigkeit. Üppiges Abendessen wird deshalb meist nur ungenügend verdaut, bleiben lange im feuchtwarmen Darmkanal liegen und fällt zumindest teilweise der Zersetzung anheim. Daher wird während Mayr- und Ableitungskuren abends nur Kräutertee und bei Bedarf eine Kursemmel oder ein Dinkelfladen empfohlen.
Auch in der Dauerkost sollte das Abendessen mehr als Imbiss und möglichst bescheiden mit einer leicht verdaulichen und nicht gärungsfreudigen Kost gestaltet werden. Alle Obstsorten, Kompotte und Salate sind wegen ihrer besonderen Gärungsfreudigkeit abends ungünstig.
In der MAD 3 findet bereits ein sanfter Übergang zur späteren Normalkost statt. Abends wird ein kleiner Imbiss mit Kursemmel oder Dinkelfladen mit etwas Butter und einem Quark-Aufstrich mit Rahm, Frischkräutern und kaltgepresstem Pflanzenöl empfohlen. Auch Pellkartoffeln mit diesen Zulagen oder Aufstrichen sind möglich. Im Grundlagenbuch finden Sie eine Vielzahl von Öl-Quark-Aufstrichen.
Wer sich vorerst aber nur in die Technik der MAD schnell & einfach einarbeiten will, ohne dazu begleitende Kurmaßnahmen zu treffen, kann bei Bedarf als Abendessen folgende Gerichte zu sich nehmen:

Getreidebreie – Rezepte Seite 50 ff.
Brotaufstriche – Rezepte Seite 55 ff.
Pellkartoffeln mit Sauerrahm und Gemüse – Rezepte Seite 85
Couscous, Reis, Nudeln oder Hirse mit Gemüse – Rezepte Seite 101 ff.
Gemüsegerichte – Rezepte Seite 75 ff.
Fischgerichte mit Gemüse – Rezepte Seite 127 ff.
Fleischgerichte mit Gemüse – Rezepte Seite 132 ff.
Brotfladen / Kursemmel – Rezepte Seite 60 ff.

MAD schnell & einfach für unterwegs

Wenn Sie mit der MAD begonnen haben, ist es nicht immer einfach, auch unterwegs das zu bekommen, was Sie brauchen. Deshalb an dieser Stelle ein paar Tipps:

Fladen oder Kursemmel

Am besten in Klarsichtfolie oder Alufolie einschlagen. Nicht im Kunststoffbeutel luftdicht verpacken.

Aufstriche

Können Sie vorbereiten und in kleine Hartplastikbehälter mit Deckel füllen. Pro Mahlzeit rechnen Sie ca. 60 g Aufstrich pro Person. Ein Gefäß mit 250 g Inhalt reicht für 4 Portionen. Im Kühlschrank aufbewahren oder zur längeren Aufbewahrung einfrieren.

Basensuppe

Kann in der Thermoskanne mitgenommen werden. Wenn es aber die Möglichkeit des Aufwärmens gibt, stellen Sie die Basensuppe in den Kühlschrank und wärmen sie erst bei Bedarf auf.

Gemüsebrühe

In eine Thermoskanne geben und mitnehmen.

Kräutertee

Kann auch in der Thermoskanne mitgenommen werden, ist aber auch frisch schnell zuzubereiten, da man fast überall heißes Wasser machen oder bestellen kann.

Auch Gemüse-, Getreide-, Reis-, Fleisch- oder Nudelgerichte kann man in kleinen Behältern mitnehmen und erwärmen, wenn es im Büro eine Kochgelegenheit gibt.

Vorratshaltung für einen Single-Haushalt

Nehmen wir an, Sie leben allein und wollen sich mit den wichtigsten Grundlebensmitteln eindecken, sodass Sie nicht wegen jeder Kleinigkeit ins Geschäft gehen müssen, was ja auch mit viel Zeit und Umständen verbunden ist. Nicht alles kann auf Vorrat eingekauft werden, aber doch Wesentliches!

Im trockenen, kühlen Schrank kann gelagert werden:

$^1/_2$kg Risotto-Reis, $^1/_2$kg Hartweizengrieß-Nudeln, $^1/_4$kg pflanzliche Streuwürze (mit oder ohne Hefe), $^1/_2$kg Haferfocken, $^1/_2$kg Hirse, $^1/_2$kg Mais, $^1/_2$kg Buchweizen, $^1/_2$kg Quinoa, Trockengewürze in kleinen Tütchen, $^1/_2$l warmgepresstes Olivenöl oder Maiskeimöl zum Kochen.

Im Kühlschrank:

$^1/_4$kg Sauerrahm- oder Süßrahmbutter, $^1/_4$l kaltgepresste Pflanzenöle (Olivenöl oder andere), 6 Hühnereier, $^1/_4$l Sauerrahm, 1 l Milch, 1l pflanzliche Hafer- oder Reismilch, $^1/_2$l Crème légère (Pflanzencreme), $^1/_2$kg Schafs- oder Ziegenkäse, $^1/_4$kg Mozzarella, $^1/_4$kg Magerquark, $^1/_4$l süße Sahne, $^1/_4$kg Hüttenkäse natur.

Für die schnelle Küche:

Frischkräuter gemixt und in Öl eingelegt gibt es fertig im Glas zu kaufen = Pesto. Sie können ein Pesto auch selbst zubereiten (Rezept Seite 72 – Tipp). Die wichtigsten Kräuter dafür sind Liebstöckel, Basilikum, Oregano, Majoran, Thymian.

Im Gemüse-Kühlfach:

5 Karotten, 1 Sellerieknolle, 3 Petersilienwurzeln, 2 Staudensellerie mit Grün, 4 Fenchelknollen, 2 kg mehlige Kartoffeln, 1 Bund frische Petersilie, 2 Bund Basilikum, 2 Bund Majoran, 2 Bund Oregano, 1 Bund Liebstöckel, 5 Rispen-Tomaten, 4 Zucchini, 2 Auberginen, 5 gelbe Rüben.

Haltbarkeit von frischen Lebensmitteln

Vorzugsmilch	2 Tage im Kühlschrank
Pasteurisierte Milch	3–6 Tage im Kühlschrank
Sahne (frisch)	4–6 Tage im Kühlschrank
Sauermilch	3–4 Wochen im Kühlschrank
Buttermilch	8–14 Tage im Kühlschrank
Joghurt	3–4 Wochen im Kühlschrank
Hafermilch, Reismilch	2–3 Monate im Kühlschrank
Sojamilch	4–6 Monate im Kühlschrank
Kaltgepresste Pflanzenöle	2–6 Monate im Kühlschrank
Butter	3–4 Wochen im Kühlschrank
Frischgemüse	3–7 Tage im Kühlschrank
Fleisch frisch	2–3 Tage im Kühlschrank
Fisch frisch	1–2 Tage im Kühlschrank
Hühnereier	3–5 Wochen im Kühlschrank
Kefir	3–4 Wochen im Kühlschrank

Tipps für die Küchentechnik

Geräte und Hilfsmittel – Grundausstattung

1 Backofen, evtl. mit Warmluft, und eine Doppelkochplatte
1 Backblech, 1 Gitter
1 Kühlschrank mit separatem Gemüsefach
1 große, ovale beschichtete Pfanne für Fisch
1 große, flache beschichtete Pfanne für Fleisch zum Braten
1 beschichteter Wok entweder für die Herdplatte, für Gas oder elektrisch mit Regler
1 größere Kasserolle mit Deckel für Gemüse
1 größerer hoher Kochtopf mit Deckel zum Kochen von Nudeln und für Gemüsebrühe
1 mittlere Kasserolle mit Deckel zum Dünsten von Reis oder anderem Getreide
1 kleiner Kocheinsatz mit Füßen (Schmetterling) zum Dämpfen
1 Hackmesser, 1 Gemüsemesser, 1 Palette, 1 Fleischgabel, 1 Netzschöpfer, 1 größeres feines Haarsieb, 1 Muskatreibe, 2 kleine Schöpfkellen, 2 Kochlöffel, 1 Käsereibe, 1 Pfeffermühle, eventuell kleinere Gewürzmühlen für Oregano, Basilikum, Majoran, 1 Cutter (für Aufstriche), 1 Mixglas mit Motor, evtl. 1 Zauberstab, 1 Kunststoff-Schneidebrett, 2 Küchentücher.

Der Wok – ein perfekter Küchenhelfer für Eilige

Durch den runden Boden wird wenig Öl – es reicht 1 Teelöffel – im Wok schnell heiß und kann gut verteilt werden. Vorbereitetes Gemüse und Fleisch wird in sehr kurzer Zeit gar, es bildet sich eine aromatische Kruste, und das Fleisch bleibt saftig. Gemüse behält seine leuchtende Farbe und das feine Eigenaroma. Wichtig ist aber, dass das Gargut ständig umgerührt wird, damit nichts anbrennt. Das gelingt am besten mit 2 Kochlöffeln oder typisch fernöstlich mit Kochstäbchen. Im beschichteten Wok darf nie mit Metallgegenständen umgerührt werden! Sie können Getreidebreie im Wok genauso zubereiten wie Basensuppen, verschiedene Gemüsesorten, Reis-, Getreide- oder Nudelgerichte.
In einem beschichteten Wok können Sie fettarme Fischgerichte oder Fleischgerichte wunderbar zubereiten. Im Sommer kann ein regulierbarer elektrischer Wok auch als kleiner Grill verwendet werden.

Der Wok als Dampfkochtopf

Der Wok ist ein idealer Dampftopf, wenn man einen Siebeinsatz hineinstellt. Gut geeignet ist ein Dampfeinsatz aus Bambus (Siebeinsatz und Deckel). Aber auch ein Dampfeinsatz aus Metall, der sich fächerförmig ausbreitet, funktioniert sehr gut – in diesem Fall wird auch der Wok-Deckel verwendet. Achten Sie darauf, dass das Gemüse zum Dämpfen gleichmäßig klein geschnitten ist, damit die Garzeit von maximal 5–7 Minuten eingehalten werden kann. Damit das Gargut nicht ausgelaugt wird und das Eigenaroma erhalten bleibt, darf das kochende Wasser beim Dämpfen das Gargut nicht erreichen.
Gedämpft wird in erster Linie Gemüse. Aber auch Fisch schmeckt vorzüglich, wenn er gut gewürzt und vollkommen fettfrei im Wasserdampf zubereitet wird. Damit der Saft nicht verloren geht, legt man den Fisch auf einen Teller, der in den Siebeinsatz gestellt wird.

Dämpfen im Kocheinsatz

Es ist bekannt, dass Dämpfen und Dünsten zu den wertschonendsten Zubereitungsmethoden zählen. Daher sollten Sie sich einen Kocheinsatz besorgen, der in jeden Kochtopf passt. Diese einfachen Kocheinsätze aus Metall gehen auseinander wie ein Schmetterling und können daher für hohe und breite Kochtöpfe verwendet werden. Sie haben kleine Füßchen, damit das Kochgut nicht mit der darunter befindlichen Flüssigkeit in Berührung kommt, sondern lediglich durch den Dampf weich wird. Damit der Dampf im Topf bleiben kann, geben Sie einen Deckel drauf. Das ist die einfachste Methode, um Gemüse weich zu garen.

Nicht im Dampfdrucktopf garen

Durch Garen unter Druck entstehen leider sehr hohe Nährwertverluste. Diese Probleme haben sich mittlerweile mit den neu auf den Markt kommenden Dampfgeräten ohne Druck erledigt, bei denen auch zwischendurch – ohne Dampf abzulassen – probiert werden kann, ob das Gemüse noch bissfest oder schon weich ist. Die Garzeit im Dampf ist gleich lang wie beim Kochen. Sie richtet sich nach der Festigkeit und der Größe des Gemüses. Im Allgemeinen kann man sagen, dass Wurzelgemüse wie Karotten, Sellerie, gelbe Rüben, Pastinaken und Petersilienwurzeln die gleiche Garzeit haben, wenn sie gleich groß geschnitten wurden.

Noch einige Hinweise

Als weiterführende Literatur und als logische Fortsetzung der MAD schnell & einfach dient das Grundlagenbuch Rauch/Mayr: „Milde Ableitungsdiät".
Während die MAD schnell & einfach in erster Linie zur Vereinfachung und Erleichterung des Einstiegs in die Küchenpraxis und die Kurdurchführung dienen soll, stellt das Grundlagenbuch die logische Weiterführung dafür dar.
Wer sich in die MAD schnell & einfach eingearbeitet hat, dem bereiten die vielen, auch nach der Kur gerne verwerteten Rezepte, insbesondere der MAD 3, keine Probleme mehr.
Das Ziel der ganzen Ableitung besteht aber neben der Gesundheitsverbesserung vor allem in einer Neuorientierung der künftigen Ernährungsweise. So finden Sie im Grundlagenbuch Antworten auf folgende Fragen und Themen:

- Die richtige Kur-Ausleitung
- Generelle Richtlinien für eine gesündere Ernährung
- Biologische Wertigkeit der Lebens- und Nahrungsmittel
- Säure-Basen-Tabelle
- Säure-Basen-Haushalt im Körper
- Günstige Zusammenstellung der Gerichte hinsichtlich Säuren-Basen
- Was ist falsch, was ist richtig?
- Das Wichtigste über Fette und Öle
- Gemüsezubereitung neu
- Verwendung und Wirkung verschiedener Gewürze und Kräuter
- Qualitätsmerkmale von Kalb- und Rindfleisch, Geflügel, Fisch
- Spezielle Creme-Kräuter-Aufstriche
- Nachtische – Desserts – Cremes

Die überzeugendste Hilfe bietet die richtig durchgeführte Mayr- oder Milde Ableitungskur. Je mehr Information, desto besser die Motivation und der dauerhafte Erfolg.

Anschriften von ausgebildeten Mayr-Ärzten im In- und Ausland erhalten Sie über das Sekretariat der internationalen Gesellschaft der Mayr-Ärzte
A-9082 Maria Wörth-Dellach
Tel. 0043 (0) 4273 - 251144 (Mo-Fr. 9–12 Uhr
Telefax 0043 (0) 4273 - 251172

Ausbildungskurse in Diagnostik und Therapie nach F.X. Mayr finden für Ärzte mehrmals jährlich statt. Dabei führen die Teilnehmer eine Mayr-Kur durch. Anfragen an Dr. Rauch.

Medizinalrat Dr. Erich Rauch
Gesundheitszentrum
am Wörthersee
A-9082 Maria Wörth-Dellach

Peter Mayr
Dipl. Diät-Küchenmeister
Gesundheitszentrum
am Wörthersee
A-9082 Maria Wörth-Dellach

Rezeptregister

Amaranthbrei 51
Basensauce – Grundrezept 72
Basensuppe, die schnellste 66
Blattspinat mit Wurzelgemüse 77
Brennnessel- oder Löwenzahnrisotto 103
Brokkoli mit Blumenkohl und Pinienkernen 81
Bulgurbrei 52
Couscous – Grundrezept 122
Couscous mit Gemüse im Wok 124
Dinkelbrötchen – Grundrezept 62
Dinkelgnocchi – Grundrezept 92
Dinkelgrießbrei 50
Dinkel-Nudelteig – Grundrezept 108
Dorade aus dem Backofen 130
Dorade oder Goldbrasse auf Fenchelgemüse 130
Fenchelgemüse 79
Fischfilet gedämpft 128
Fischrisotto mit Safran 104
Fladenbrot – Grundrezept 61
Folienkartoffeln mit Sauerrahm 85
Folienkartoffeln 84
Forelle oder Saibling im Fischsud 129
Forellenaufstrich 57
Gemüse gedämpft 76
Gemüse-Basensuppe – Grundrezept 68
Gemüsebrühe – Grundrezept 65
Gemüseratatouille mit Champignons 81
Gemüsesalat mit Rosmarin und Basilikum 78
Gervais-Quark-Aufstrich 55
Haferflockenfrei 50
Hirse – Grundrezept 115
Hirse mit Oliven 119
Hirse mit Spargel 121
Hirse mit Spargel und Rucola 119
Hirse mit Tomaten und Auberginen 120
Hirse mit Wurzelgemüse 117
Hirse mit Zucchini und Frischkräutern 117
Hirseauflauf überbacken 121
Hirsebrei 51
Hirse-Käsekrapfen 118
Hirselaibchen oder Hirsefrikadellen 118
Hirsotto mit Gemüseratatouille 120
Hühnerfleisch mit Mangold und Fenchel im Wok 135
Kalbsbraten mit Gemüse – Grundrezept 134
Karotten mit gelben Rüben und Rucola 77
Kartoffel-Basensuppe – Grundrezept 67
Kartoffelbrei – Grundrezept 82
Kartoffelgnocchi mit Auberginen und Tomaten 94
Kartoffelgnocchi mit Bärlauch und Radicchio 95
Kartoffelgnocchi mit Blattspinat und Schafskäse 93
Kartoffelgnocchi mit Gemüseratatouille 95
Kartoffelgnocchi mit Tomaten und Basilikum 93
Kartoffelgnocchi mit Zucchinistreifen und Rucola 94
Käse-Gemüseaufstrich 59
Kräuteraufstrich 56
Kräuterreis oder Risotto mit Auberginen und Tomaten 105
Krebsrisotto mit Tomaten und Rucola 104
Liptauer Quarkaufstrich 56
Mais oder Polenta – Grundrezept 96
Maisgrießbrei 51
Mangoldspinat mit Mandeln 79
Nudeln – Grundrezept 106
Nudeln mit Auberginenragout 112
Nudeln mit Basilikumpesto 110
Nudeln mit Butter und Parmesan 109
Nudeln mit Fischragout 114
Nudeln mit Gemüseragout 111
Nudeln mit Gemüsesugo 111
Nudeln mit Rucola und Radicchio 113
Nudeln mit Schafskäse und Kirschtomaten 113
Nudeln mit Tomatenragout und Basilikum 110
Nudeln mit Zucchini und Tomaten 112
Pellkartoffeln mit Hüttenkäse und Bärlauchstreifen 89
Pellkartoffeln mit Kaviar und Bachkresse 90
Pellkartoffeln mit Sauerrahm und Räucherlachs 89
Pellkartoffeln mit Schafskäse und Zitronenmelisse 88
Pellkartoffeln mit Tomaten und Basilikum 88
Pellkartoffeln 85
Petersfisch im eigenen Sud 129
Polenta mit Hüttenkäse und Oliven 100
Polenta mit Kürbisgemüse 99
Polenta mit Mandelmus und Avocado 100
Polenta mit Mangoldgemüse 99
Polenta mit Sauerrahm und Gemüse 98
Polenta mit Sesam und Basilikumgemüse 98
Polenta oder Mais – Grundrezept 96
Putenbrustaufstrich 57
Quinoa – Grundrezept 125
Reis – Grundrezept 102
Reis oder Risotto mit Oliven und Tomaten 105
Rinderschinkenaufstrich 58
Rucola-Reis oder Risotto mit Parmesan 103
Schnitzel natur 133
Sellerie mit Gemüse 78
Sesam-Gemüseaufstrich 58
Thunfischaufstrich 57
Tofu-Gemüseaufstrich 58
Überdämpfte Tomaten mit Basilikum und Schafsmozzarella 80
Zucchini und Auberginengemüse mit Oliven 80